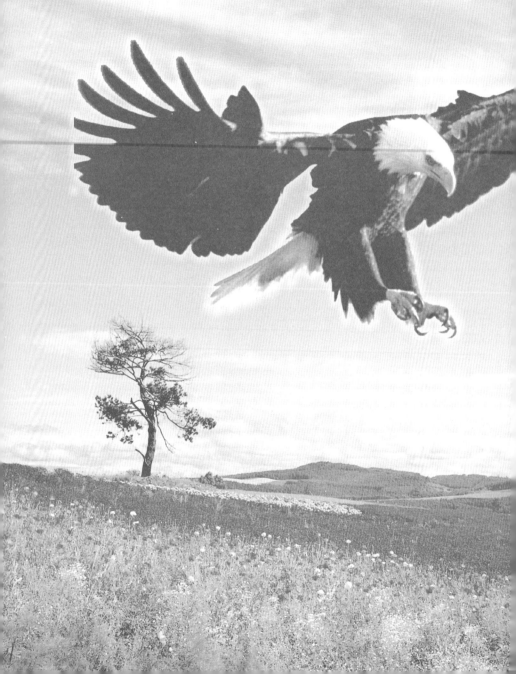

大展好書　好書大展
書好書　冠群可期

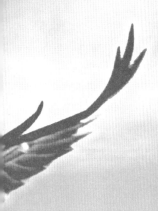

大展好書　好書大展
品嘗好書　冠群可期

健康絕招：01

# 拍打經絡
# 快速祛病

（拍打經絡祛百病）

孫呈祥　主編

品冠文化出版社

# 前◆言

　　醫學的發展給人們帶來了很大好處，許多傳染病、急性病得到了有效控制，也提高了人們的平均壽命。然而，在經歷了醫學的輝煌發展之後，人們發現，疾病並沒有因為醫學的繁榮發展而減少，而是在不斷地轉化，並且趨於複雜化，這與濫用藥物不無關係。生態環境、社會環境的許多變化也在有意無意間損害著我們的健康，使得疾病表現出露骨的「人為疾病」的痕跡。

　　我們不能寄希望於醫學的發展能夠治療一切疾病，也因此，越來越多的人力圖尋求更加健康、更加天然綠色的方法來守護健康和治療疾病。在諸多養生和治病的方法中，經絡穴位以其奇特的功效和簡單易學的操作方法越來越受到人們的認可並付諸實踐。

　　經絡「內屬於臟腑，外絡於肢節」，對人體起著溝通內外、抗禦病邪的作用，而穴位是人體臟腑、經絡之氣輸注於體表的特殊部位。

　　經絡穴位可以感應傳導訊息以調節人體各部分功能，使之平衡協調，可以說，經絡是我們身體裏的「靈丹妙藥」，是最經濟實用的健康養生大法，身體是否健壯及壽命的長短都與它息息相關。

平時我們走路時間過長或者感覺雙腿發沉時，經常會用手捶捶腿，其實這就是無意識地敲打經絡，從而讓腿部的肌肉和神經放鬆下來。當我們的身體內部出現問題時，也會在身體表面產生異常狀況，用手觸摸會有壓痛或者硬塊，這時就需要我們找準病因，及時敲打經絡，防病治病。

經絡的功能是「溝通」，也只有保持暢通才能發揮其生理作用，經絡不通，不管怎樣的外部保健也只能治標不治本。人之所以生病，最根本的原因在於身體裏的經絡運行不暢，就像道路上發生了堵車現象，疾病自然找上門來了，而保持經絡暢通最簡單而行之有效的方法就是按摩。本書從經絡的基礎知識講起，對經絡按摩祛病法進行詳細闡述，為 60 多種常見疾病量身推薦經絡祛病方法，為了儘可能清晰地展示按摩的操作過程，某些按摩手法在拍攝中採用了特定的姿勢。

按摩是適用於全家老少的簡易保健法，動動手指，你會發現，獲得健康其實很簡單。希望本書能給大家帶去最簡單實用的保健方法，為您和家人的健康盡一份力！

# 目◆錄

## 第 2 章　輕鬆一按，跟常見病痛說再見

## 第 3 章　每日十分鐘，按摩調理慢性病

## 第 4 章　舒筋活血，祛除筋骨肌肉痛

## 第 5 章　夫妻按摩，告別難言之隱

第 1 章

十四經脈，
人體的癒病通道

# ◆ 經絡是人體的醫魂 ◆

經絡是我們身體裏的靈丹妙藥，是一學就會、一用就靈的健康養生大法。身體是否健壯、壽命的長短都與它息息相關，善用經絡就是善待自己，善待家人。

## 經絡自古就用於保健療疾

經絡的重要意義在《黃帝內經》中已有非常明確的闡述：「經脈者，所以能決死生，處百病，調虛實，不可不通。」（《靈樞‧經脈篇》）「經脈者，人之所以生，病之所以成，人之所以治，病之所以起，學之所始，工之所止也。」（《靈樞‧經別篇》）。懂得養生的古人把經絡看成是生命的半邊天。

熟識經絡來調氣養生，使宗氣振奮，營衛暢通，元氣充沛，就能夠神氣十足地健康生活，且能抗衰老、防疾病。它既可以增強自身功能，又是適應自然的捷徑。因此，現代也有學者將經絡稱作「人體的醫魂」。

其實經絡並非人們想像的那麼玄妙。經絡是由經脈和絡脈組成的，經就是幹線，絡就是旁支。人體有 12 條主幹線，以及任督二脈，還有無數條旁經脈，和絡縱橫交錯，在人體內共同構成一個環流網狀系統，遍佈於全身的各個部位。它不僅分佈於體表，而且進入體內，與臟腑相連，循環往復，週而復始，運行不息，擔負著運送全身氣血、溝通人體內外上下的功能。

拍打經絡快速祛病

所謂十二正經為：六臟（心、肝、脾、肺、腎五臟，再加心包）、六腑（胃、小腸、大腸、膀胱、膽、三焦）。每個臟腑都連接著一條經絡，一共 12 條經絡，其走向在四肢兩側，基本對稱，掌控著心、肝、脾、肺、腎、膽、大腸、小腸等諸多器官的正常運行。只要我們掌握了這些經絡穴位及正確的疏通刺激方法，就能把健康把握在自己手中。因此，「不誦十二經絡，開口動手便錯」這句話不僅是學醫者的至理名言，也是珍愛生命者的養生真理。

### 經絡暢通，百病不生

傳統中醫學特別強調經絡穴位的重要性。經絡是人體氣血流行的通道，它內連於臟腑，外達於四肢，是內在臟腑與外在四肢穴位的聯繫通道。人體不適多由經絡氣血不暢或不足引起。按摩時，刺激外在的穴位，可激發經絡的經氣，並由經氣運行將這種訊息傳達到內臟，從而對內臟產生調整作用。按摩穴位時的酸、麻、脹、痛感覺可沿著經絡傳導到病變的部位，傳統稱為「得氣」，現在稱為「循經感傳」。按摩時若出現循經感傳，氣血通暢，則會有良好的治療效果。

當然，沒有循經感傳並不意味著沒有效果，這要看各人的體質情況。身體敏感程度不同，其「得氣」的感覺是不同的。但只要刺激經絡穴位，都會產生一定的調整作用。因此，按摩時找準經絡穴位，可取得更好的療效。

造成經絡氣血不暢或不足的原因大致分為外因和內因。所謂外因，是指寒冷、濕氣、季節變換、天氣變化等

隨時變化著的自然環境因素。所謂內因，是指人自身的感情、情緒變化，即所謂的「七情」——喜、怒、憂、思、悲、驚、恐。

這些外因或內因，使人體經絡氣血滯留，導致內臟或體內其他組織異常，從而出現各種症狀。

## ◆ 手太陰肺經，肺臟健康的晴雨表 ◆

手太陰肺經簡稱肺經，它就像晴雨表一樣，能反映肺臟功能的正常與否。該經屬肺，其主要功能是幫助肺氣宣發和肅降，調理全身氣血的正常運行，是人體重要的經脈。它不僅反映肺臟的疾病和健康狀況，而且能夠起到保健和治療的作用。

如果肺臟有病，肺經會如實地把變快、變慢甚至停止工作的訊息反映給自身，但前提是我們能讀懂訊息，爭取做到「察外知內，見微知著」「不治已病治未病」，就是要練就一身能發現疾病、調節疾病的功夫，把肺臟的健康掌握在自己的手中。

【體表循行】

從胸前壁外上方，沿上肢內側前緣下行，止於拇指橈側端，其支脈從腕後到食指橈側端，與手陽明大腸經相接。

【體內聯繫】

起於中焦，屬肺，絡大腸，與肺、鼻、喉嚨有聯繫。

◆ 拍打經絡快速祛病

【主治概要】

肺系疾病：咳嗽、氣喘、咽喉腫痛、咯血、胸痛；外經病：肩背痛、肘臂攣痛、手腕痛。

【本經腧穴】

中府、雲門、天府、俠白、尺澤、孔最、列缺、經渠、太淵、魚際、少商。

可用趣記：中雲天開尺口列，渠淵魚少。

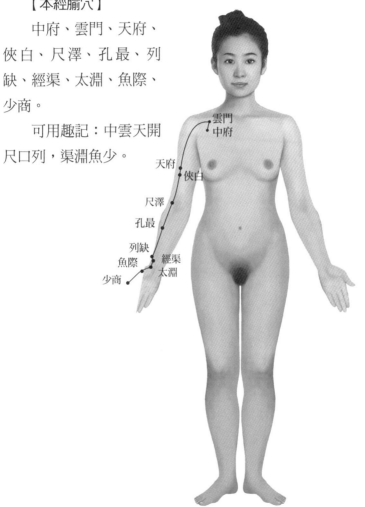

雲門
中府
天府
俠白
尺澤
孔最
列缺
魚際
少商
經渠
太淵

▲手太陰肺經

# 手陽明大腸經，人體血液的清道伕

　　手陽明大腸經是肺臟和皮膚的守護神，它能幫助肺臟把濁氣及時排泄出去，從而維護肺臟的健康；也能幫助人體把淤積在體內的毒素清理乾淨，有效地防治皮膚病。

　　總之，它就像一個天使，時刻庇佑在我們身邊，維護著我們的肺臟，呵護著我們的肌膚。如果你還在為青春痘等皮膚問題而心煩意亂的話，就有必要瞭解一下我們可敬的大腸經了。

【體表循行】

　　起於食指橈側端商陽穴，沿上肢外側前緣上行，至肩、頸、面頰，左右交會於人中穴，止於對側鼻翼旁的迎香穴（交胃經）。

【體內聯繫】

　　屬大腸，絡肺，並與鼻、下齒有聯繫。

【主治概要】

　　頭面五官疾患、熱病、皮膚病、腸胃病、神志病以及經脈循行部位的其他疾病。

【本經腧穴】

　　商陽、二間、三間、合谷、陽谿、偏歷、溫溜、下廉、上廉、手三里、曲池、肘髎、手五里、臂臑、肩髃、巨骨、天鼎、扶突、口禾髎、迎香。

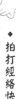

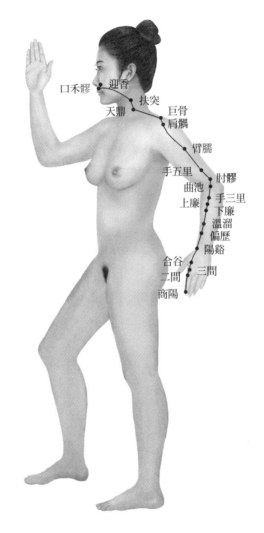

口禾髎　迎香
　　　　扶突
天鼎　　巨骨
　　　　肩髃
　　　　臂臑
手五里　　肘髎
曲池　　手三里
上廉　　下廉
　　　　溫溜
　　　　偏歷
　　　　陽谿
合谷　　三間
二間
商陽

▲手陽明大腸經

# 足陽明胃經，氣血生化之路

　　愛吃，能吃，還能消化，這是一種難得的福氣。然而俗話說得好，「人吃五穀雜糧，哪有不生病的」，其實，我們身體的很多病都是吃出來的，是損傷脾胃引起的。一旦脾胃有病，身體倦怠、缺乏元氣、皮膚黑黃、嘴唇乾裂、發聲無力、精神不振、悶悶不樂、坐立難安等症狀全都會找上門來。

　　請關注胃經吧，它是胃腸功能的庇護者。

【體表循行】

　　起於眶下緣（承泣穴），至嘴角，沿耳前上行至前額角（頭維穴），延頰下行至胸前正中線旁開 4 寸，至腹正中線旁開 2 寸，再至下肢外側前緣，止於第 2 趾外側端（厲兌穴），足背分出至大趾內側端，交脾經。

【體內聯繫】

　　屬胃，絡脾，並與喉嚨、唇、上齒、眼、鼻、耳、乳部有聯繫。

【主治概要】

　　胃腸不適、頭面五官疾病、神志疾病及皮膚病；局部及經脈所過部位的病痛。

【本經腧穴】

　　承泣、四白、巨髎、地倉、大迎、人迎、水突、乳中、天樞、伏兔、陰市、梁丘、足三里、豐隆、衝陽、陷谷、內庭、厲兌等。

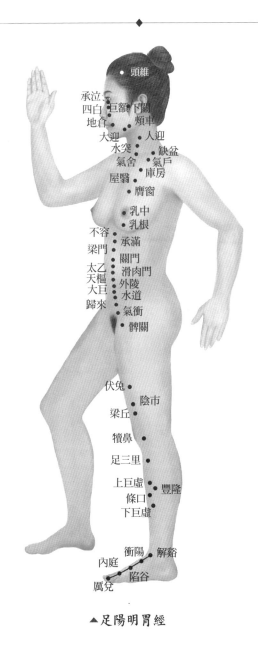

頭維

承泣
四白　巨髎　下關
地倉　　　頰車
　大迎　　人迎
　　水突　　缺盆
　　氣舍　氣戶
　　屋翳　庫房
　　　　膺窗
　　　乳中
　　　乳根
不容　承滿
梁門　關門
太乙　滑肉門
天樞　外陵
大巨　水道
歸來　氣衝
　　　髀關

伏兔
　　　陰市
梁丘
犢鼻
足三里
上巨虛
　　　豐隆
條口
下巨虛

衝陽　解谿
內庭
　　陷谷
厲兌

▲足陽明胃經

第１章　◆　十四經脈，人體的癒病通道

# 足太陰脾經，治療慢性病的關鍵

脾臟，位於胃的左下，人體的左側。中醫所說的「脾」與西醫所說的「脾」意義相差很大。中醫認為，脾主統血、主運化。脾能夠統攝全身的血液，使血液行其道——行於動、靜脈血管內，而不致血液溢出脈管外；脾能夠運化水穀精微，協助胃，促進胃的消化功能，並把消化後的食物輸送到全身。脾臟功能失調，就會出現紫癜（血液溢出血管外）、血虛、腹脹、腹瀉、營養不良、水腫等病症。

脾與胃透過經絡相互聯繫，構成表裏關係，脾經為裏，胃經為表。脾經屬於脾，能夠協調脾的功能，主治脾臟以及脾功能失調引起的疾病。

【體表循行】

起足大趾內側（隱白穴），至內踝前，上行腿肚，經膝股部內側前緣，入腹部，過膈上行，散舌下。

【體內聯繫】

屬脾絡胃，與膈、咽喉（食道）、舌、心有聯繫。

【主治概要】

脾胃病、婦科病、前陰病及經脈循行部位的其他疾病。

【本經腧穴】

隱白、大都、太白、公孫、商丘、三陰交、漏谷、地機、陰陵泉、血海、箕門、衝門、府舍、腹結、大橫、腹

哀、食竇、天谿、胸鄉、周榮、大包，共 21 穴，左右合 42 穴。

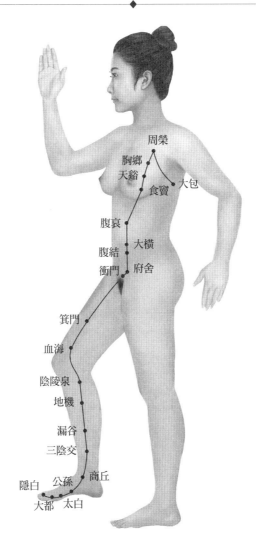

▲足太陰脾經

# 手少陰心經，可以助你清心除煩

心臟是人體的君主，主宰人體的各項生理功能，五臟六腑都唯心命是從。這些說法看似不合情理，然而事實就是如此。

用現代醫學來解釋也是行得通的，心臟是運行血液的器官，人體各器官組織若要發揮正常作用，必須要由心臟來供給血液，如果心臟不能及時地供給各個臟腑器官血液，那麼它們的生理功能勢必會受到影響，嚴重者會喪失生理功能。所以我們的先人說「心者，五臟六腑之大主也」，或者說「主不明則十二官危」，這是非常智慧的說法。

心主血脈，心藏神，如果心臟出現了問題，就會表現為血脈運行不暢，胸痛和神志出現異常等症狀。

【體表循行】

起於腋窩的極泉穴，循於上肢內側後緣，至掌後骨部，入掌內，止於小指橈側端少衝穴（交小腸經）。

【體內聯繫】

屬心，絡小腸，並與肺、咽喉、眼有聯繫。

【主治概要】

心、胸、神志及經脈循行部位的其他疾病。

【本經腧穴】

極泉、青靈、少海、靈道、通里、陰郤、神門、少府、少衝。

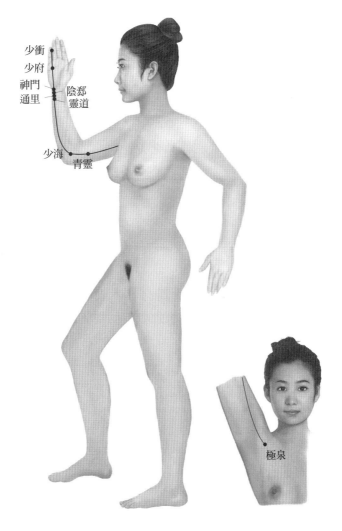

少衝
少府
神門　陰郄
通里　靈道

少海　青靈

極泉

▲手少陰心經

# 手太陽小腸經，讓你生機盎然

中醫有「小腸主液」之說，這是因為小腸能泌別清濁，參與了人體的水液代謝。小腸的這種功能決定了小腸經的治療範圍，凡與「液」有關的疾病，都可以先從小腸經來尋找解決辦法。所以，手太陽小腸經是手到病除的「液病殺手」。

小腸就如同篩網一樣，在人體中起到過濾的作用，從胃部下來的食物清濁混雜，到達小腸這個篩網過濾後，把清澈的津液以及有用的營養物質過濾出來，吸收後隨血液流遍全身，以營養各個臟腑器官。

**【體表循行】**

起於手小指尺側端（少澤穴），循行於上肢外側後緣，繞行肩胛部，從頸部經面頰到目外眥，止於耳前聽宮穴，分支從面頰抵鼻，止於目內眥（交膀胱經）。

**【體內聯繫】**

屬小腸，絡心，並與胃、食管、目、耳有聯繫。

**【主治概要】**

本經主治頭項、五官病症，熱病、神志疾患及本經循行部位的其他疾病。

**【本經腧穴】**

少澤、前谷、後谿、腕骨、陽谷、養老、支正、小海、肩貞、臑俞、天宗、秉風、曲垣、肩外俞、肩中俞、天窗、天容、顴髎、聽宮。

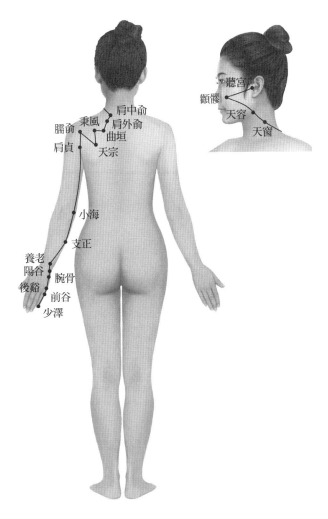

聽宮
顴髎
天容
天窗

肩中俞
秉風
肩外俞
臑俞
曲垣
肩貞
天宗

小海

支正

養老
老谷
陽谷
腕骨
後谿
前谷
少澤

▲手太陽小腸經

# 足太陽膀胱經，人體排毒通道的掌控者

膀胱經是十四經絡中最長的一條經脈，也是穴位最多的經脈，它的通暢與否直接掌控著我們身體內毒素的排泄，絕不能忽略。

如果這個掌控者發生異常，會影響全身毒素的排泄，從而出現頭痛、頭重、全身肌肉痠痛、臉部皮膚無光澤、耳鳴、容易疲勞、精神欠佳等症狀。

我們可透過刺激膀胱經上的穴位，消除和緩和各種不舒服感。

【體表循行】

起於目內眥旁的睛明穴沿頭至下項，沿背腰骶中線旁3寸至股外側後緣，再至小腿外側後緣，下外踝後，止於足小趾外側端的至陰穴（交於腎經）。

【體內聯繫】

屬膀胱，絡腎，並聯絡眼、腦、耳部。

【主治概要】

頭面五官、項、背、腰、下肢部病症及神志病。背部第一側線的背俞穴及第二側線相平的腧穴，主治與其相關的臟腑疾病和有關的組織器官疾病。

【本經腧穴】

睛明、攢竹、大杼、肺俞、心俞、腎俞、承扶、志室、承山、金門等。

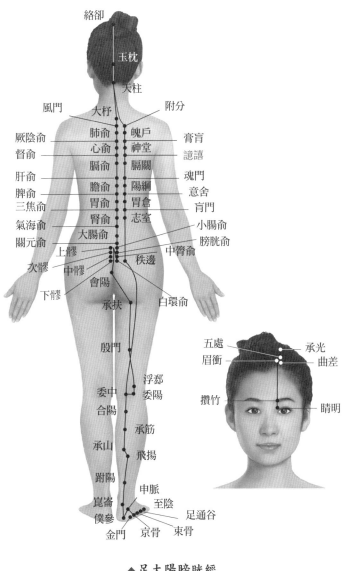

絡卻

玉枕

天柱

風門　　大杼　　附分

厥陰俞　　肺俞　　魄戶　　膏肓

督俞　　心俞　　神堂　　譩譆

肝俞　　膈俞　　膈關　　魂門

脾俞　　膽俞　　陽綱　　意舍

三焦俞　　胃俞　　胃倉　　肓門

氣海俞　　腎俞　　志室

關元俞　　大腸俞　　小腸俞

上髎　　膀胱俞

次髎　　中髎　　秩邊　　中膂俞

下髎　　會陽

承扶　　白環俞

殷門

五處　　承光

眉衝　　曲差

攢竹　　睛明

浮郄

委中　　委陽

合陽

承筋

承山　　飛揚

跗陽

崑崙　　申脈

僕參　　至陰　　足通谷

金門　　京骨　　束骨

▲足太陽膀胱經

# 足少陰腎經，強壯一生的經絡

中醫認為腎臟是人體最重要的臟器之一，有「先天之本」之稱。腎的主要生理功能是藏精，這是推動人體生命活動的基本物質。

腎經就是腎臟所主之經，它的氣血運行通暢與否直接關係到腎藏精的功能，同時也影響臟腑的陰陽，因此是決定人生老病死的關鍵。如果我們想要提高生活品質，健康長壽，就必須經常按摩腎經，使經脈氣血通暢。

【體表循行】

起於足底湧泉穴，繞內踝後，至下肢內側後緣，自腹正中線旁開 0.5 寸（1 寸約合 3.33 公分）至胸正中線旁開 2 寸，止於鎖骨下緣的俞府穴（分支從肺中分出，交心包經）。

【體內聯繫】

屬腎，絡膀胱，並與肝、肺、心、喉嚨、舌根有聯繫。

【主治概要】

婦科病、前陰病、腎臟病以及與腎臟有關的肺、心、肝、腦病及咽喉、舌等經脈循行經過部位的其他疾病。

【本經腧穴】

湧泉、然谷、太谿、大鐘、水泉、照海、復溜、陰谷、橫骨、大赫、氣穴、四滿、商曲、幽門、步廊、神封、靈墟、神藏、彧中、俞府等。

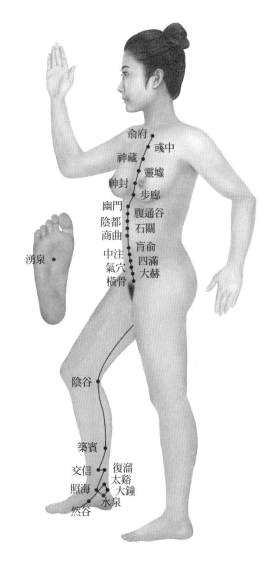

俞府
彧中
神藏
靈墟
神封
步廊
幽門
腹通谷
陰都
石關
商曲
肓俞
中注
四滿
氣穴
大赫
橫骨

湧泉

陰谷

築賓

交信
復溜
太谿
照海
大鐘
水泉
然谷

▲足少陰腎經

# 手厥陰心包經，為心血管保駕護航

　　中醫講心包經，簡稱心包，亦稱「膻中」，是包在心臟外面的包膜，具有保護心臟的作用。古代醫家認為，心為人身之君主，不得受邪，若外邪侵心，則心包經當先受病。《黃帝內經》有曰：「心者，五臟六腑之大主，精神之所舍，其臟堅固，邪弗能容；諸邪之在於心者，皆在心之包絡，包絡者，心之主脈也。」故，要治心臟疾病，從心包入手方為得法。

　　如果要防止外邪逆傳心包，而出現昏迷、胡言亂語等狀，就請合理應用我們的心包經吧，它為心包所屬，是一條救命的經絡。

【體表循行】

　　從胸部抵腋下，沿上肢內側正中下行，止於中指端。支脈從掌中至無名指尺側端，與手少陽三焦經相接。

【體內聯繫】

　　屬心包，絡上、中、下焦。

【主治概要】

心胸病：心痛，心悸，心煩，胸悶，胸痛。

神志病：不寐，多夢，癲癇，小兒高熱驚厥。

外經病：肘臂痛，掌心熱。

【本經腧穴】

　　天池、天泉、曲澤、郄門、間使、內關、大陵、勞宮、中衝。

◆ 拍打經絡快速袪病

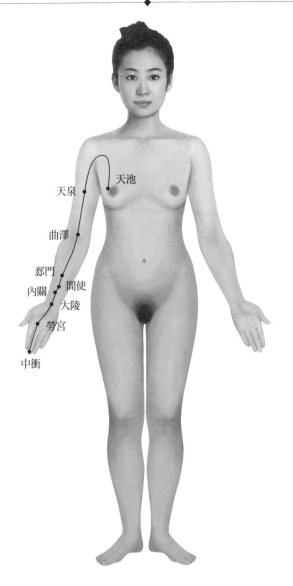

天池

天泉

曲澤

郄門

內關　間使

大陵

勞宮

中衝

▲手厥陰心包經

三焦到底是什麼？中醫將它作為六腑之一，腑就是容器腔。

胃是一個容器腔，腸也是一個容器腔，三焦就是把五臟六腑都包括在裏面的大腔。因此，三焦是人體最大的一個腑，主一身之氣，說白了就是調氣的大通道。

三焦又為水道，若三焦受邪，則氣機不暢，腑氣不通，津液不下，而成便秘。

【體表循行】

起於無名指尺側端關衝穴，至手背，轉上肢外側正中，依次按肩、頸、耳後、耳前走，止於眉梢的絲竹空穴，於目外眥交膽經。

【體內聯繫】

屬上、中、下三焦，絡心包，並與耳、眼有聯繫。

【主治概要】

主治頭側、耳、目、咽喉、胸肋部疾病和熱病，如偏頭痛、脅肋痛、耳鳴、耳聾、目痛、咽喉痛及經脈循行部位的病變。

【本經腧穴】

關衝、液門、中渚、陽池、外關、會宗、支溝、三陽絡、四瀆、天井、清冷淵、消濼、臑會、肩髎、天髎、翳風、絲竹空等。

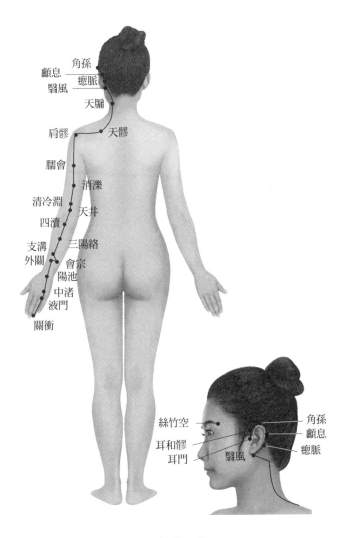

角孫
顱息
瘈脈
翳風
天牖
肩髎　　天髎
臑會
消濼
清冷淵　　天井
四瀆
支溝　　三陽絡
外關　　會宗
　　　陽池
　　中渚
　　液門
關衝

絲竹空　　　　　　　角孫
耳和髎　　　　　　　顱息
耳門　　　　　　　　瘈脈
　　　　翳風

▲手少陽三焦經

膽經是一條能鍛鍊我們決策力的經絡，是我們勇往直前的催化劑。

中醫認為膽主決斷，即指膽有判斷事物、做出決定措施的功能。

肝膽在臟腑關係上互為表裏，肝主謀慮，膽主決斷，相互配合，使我們能進行正常的思維活動，我們常將勇敢的人稱為「有膽量」，可見膽與人的決斷能力有密切的關係。

【體表循行】

起於目外眥旁瞳子髎穴，繞耳前後、頭側、頸、胸、腹側面，至下肢外側正中及外踝前，止於第4趾外側端足竅陰穴。足背分出至足大趾交肝經。

【體內聯繫】

屬膽，絡肝。與目、耳有聯繫。

【主治概要】

主治側頭、目、耳、咽喉病、神志病、熱病及經脈循行部位的其他疾病。

【本經腧穴】

瞳子髎、聽會、上關、率谷、天衝、陽白、風池、肩井、環跳、風市、中瀆、膝陽關、陽陵泉、陽交、外丘、光明、陽輔、懸鐘、丘墟、足臨泣、地五會、俠谿、足竅陰等。

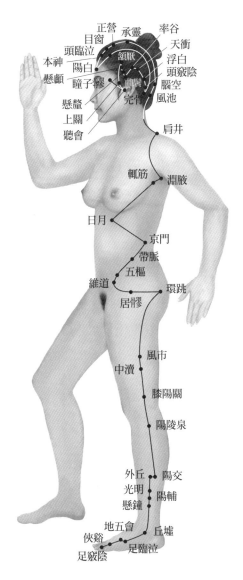

正營　承靈　率谷
目窗　　　　　天衝
頭臨泣　　　　浮白
本神　陽白　頷厭　頭竅陰
懸顱　瞳子髎　曲鬢　腦空
　　　　　　完骨　風池
懸釐
上關
聽會

肩井

輒筋　淵腋

日月

京門
帶脈
五樞
維道　　環跳
居髎

風市

中瀆

膝陽關

陽陵泉

外丘　陽交
光明
懸鐘　陽輔

地五會　　丘墟
俠谿　　足臨泣
足竅陰

▲足少陽膽經

# 足厥陰肝經，助你消解生活壓力

　　肝經是我們體內身懷絕技的治病高手。我們可以透過調節肝經保持全身氣血暢達，避免因氣機阻滯而出現胸肋、小腹的脹痛不適；可以保證脾胃的正常，減少因脾胃升降失調而出現的呃逆、嘔吐；還可以保持情緒的正常，擺脫因肝氣不舒而出現的鬱鬱寡歡、暴怒、發火；還可以使男子排精通暢，女子月經規律，從而保障生殖功能的健全。

【體表循行】

　　足厥陰肝經起於足大趾內側端，從足背經內踝前，沿脛骨內側上行，在內踝上 8 寸交到脾經的後面，再沿大腿內側中間上行，繞陰器，經小腹，止於乳頭下第 6 肋間。

【體內聯繫】

　　屬肝，絡膽，連目系，與督脈會於巔頂。支脈從目系下頰部，環口唇。

　　肝部支脈上膈，注入肺中。

【主治概要】

　　本經主治肝、膽、脾、胃部疾病，婦科病，前陰病及經脈循行部位的其他病症。

【本經腧穴】

　　大敦、行間、太衝、中封、蠡溝、中都、膝關、曲泉、陰包、足五里、陰廉、急脈、章門、期門。

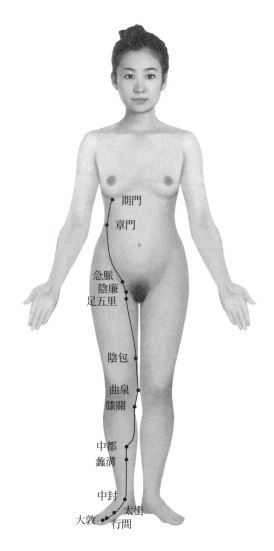

期門

章門

急脈
陰廉
足五里

陰包

曲泉
膝關

中都
蠡溝

中封

大敦
太衝
行間

▲足厥陰肝經

# 督脈，是統帥陽氣之脈

督脈的「督」字有兩種解釋：其一是「總督」、「統領」的意思；其二是「中央之材」的意思。這兩種解釋都體現了督脈的重要性。督脈循行於背部正中線，多次與手足三陽經及陽維脈交會（多集中於大椎穴），為陽脈之總綱。有總督、統領陽脈，調節陽經氣血，主導一身陽氣功能活動的作用。

督脈所聯絡的臟器，以腎、脊髓、腦為主。在生理功能上，它們相互作用，有著不可分割的關係。一方面，人身陰陽元氣皆出入於腎，督脈循腰絡腎，聯繫命門，督脈的脈氣部分源於腎，脈氣充盈也能養腎，所以說是相互作用；另一方面，腎主骨生髓，脊髓上通於腦，腦為髓之海，又稱「元神之府」，督脈貫脊而上，直繫腦戶，直接影響腦與脊髓的生理功能。

【體表循行】

起於小腹內，下出於會陰部，向後行於脊柱的內部，上達項後風府，進入腦內，上行巔頂，沿前額下行至鼻柱。

【主治概要】

中風、昏迷、熱病、頭面病、神志病、臟腑病、婦科病。

【本經腧穴】

長強、腰俞、腰陽關、命門、懸樞、脊中、中樞、筋縮、至陽、靈台、神道、身柱、陶道、大椎、啞門、風

府、腦戶、強間、後頂、百會、前頂、囟會、上星、神
庭、印堂、素髎、水溝、兌端、齦交。

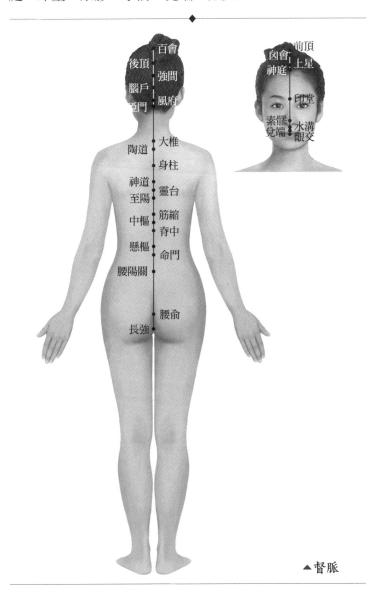

▲ 督脈

任脈──尝筋上涌任养的人體上脈

任脈屬於奇經八脈之一。該經臟腑募穴多達6個，包括了全身半數的募穴，十四經脈中含募穴數量最多。

任脈與女子關係最為密切，任脈的「任」字有統任、妊養的意思，故任脈是人之生養根本。總之，任脈行於腹部正中，與諸陰經發生交會，包含著全身半數的募穴，又與女子的生理功能關係密切，故而可以說任脈確為「陰脈之海」。

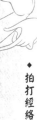

【體表循行】

任脈起於小腹內，下出會陰部，向前上行於陰毛部，在腹內沿前正中線上行，經關元穴等至咽喉部，再上行環繞口唇，經過面部，進入目眶下，聯繫於目。

【主治概要】

少腹、臍腹、胃脘、胸頸、喉嚨、頭面等局部病症和相應的內臟病症，還可治療神志病、婦科病，部分穴還有強壯作用。

【本經腧穴】

會陰、曲骨、中極、關元、石門、氣海、陰交、神闕、水分、下脘、建里、中脘、上脘、巨闕、鳩尾、中庭、膻中、玉堂、紫宮、華蓋、璇璣、天突、廉泉、承漿。

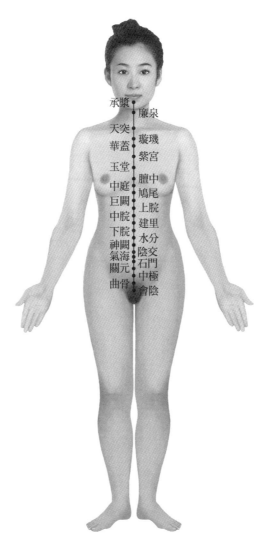

承漿
廉泉
天突
璇璣
華蓋
紫宮
玉堂
膻中
中庭
鳩尾
巨闕
上脘
中脘
建里
下脘
水分
神闕
陰交
氣海
石門
關元
中極
曲骨
會陰

▲任脈

# 經氣的流注

　　經脈的循環流注，除了十二經脈的正常營運及任、督二脈的自身循環之外，還有任、督二脈參與的十四經脈大循環。任、督二脈接續在十二經脈循行之後，形成十四經脈的環流。十四經脈依次相連，構成一個「陰陽相貫，如環無端」的全身環流系統，其順序是：

　　手太陰肺經——手陽明大腸經——足陽明胃經——足太陰脾經——手少陰心經——手太陽小腸經——足太陽膀胱經——足少陰腎經——手厥陰心包經——手少陽三焦經——足少陽膽經——足厥陰肝經——督脈——任脈——手太陰肺經

　　由此看來，任、督經氣的流注，接續在膽經幹脈的末端，肺經幹脈之前，參與整個十四經脈的經氣循環。至於任、督二脈的經氣流注方向，歷來觀點不一，集中表現為兩大觀點：一是任脈升、督脈降的中醫經絡理論；一是督脈升、任脈降的氣功理論。而中醫的經絡理論起源又與中國傳統的氣功有著一定關連，任脈的經氣流注究竟是由下向上，還是由上向下，有待商榷。

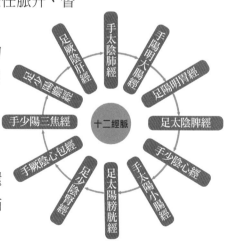

拍打經絡快速袪病

第 2 章

輕鬆一按，
跟常見病痛說再見

# 失　眠

　　失眠又稱「不寐」，以經常不能獲得正常睡眠，或入睡困難為主要症狀，或睡眠時間不足，或睡眠不深，容易驚醒，或時睡時醒、醒後不易再入睡，甚至徹夜不眠。長期工作緊張、焦慮的人容易失眠。不論何種失眠，按摩與腎臟相關的穴位必不可少，而且要經常按摩，反覆推拿。

　　本病多為慢性過程，故需要較長時間的治療。

## 特效穴位按摩

### ○揉四神聰穴

　　【位置】在頭頂部位，百會穴前、後、左、右各 1 寸處，共 4 個穴位，合起來稱為四神聰。

　　【按摩方法】被按摩者坐位，按摩者用雙手的食指和中指分別對準被按摩者四神聰的 4 個穴位，持續點揉 1 分鐘，以局部有酸脹感為佳。

　　【功效】治療神經衰弱、失眠、眩暈、健忘、耳鳴、耳聾等。

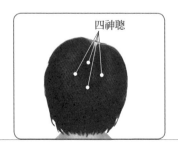

四神聰

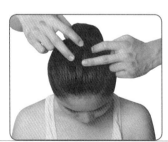

○按揉安眠穴

【位置】在頸部，耳後高骨的外後緣。

【按摩方法】被按摩者仰臥位或坐位，按摩者雙手中指順時針方向按揉被按摩者安眠穴約 2 分鐘，然後逆時針方向按揉 2 分鐘，以局部有酸脹感為佳。

【功效】治療失眠、心慌、頭痛、煩躁、頭暈、耳鳴等。

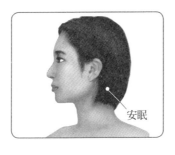
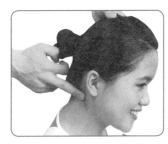

安眠

○點按神門穴

【位置】掌心向上，前臂靠小指側的腕橫紋上。

【按摩方法】被按摩者坐位，按摩者坐於對面，用左手拇指點按被按摩者右手神門穴約 1 分鐘，左右手交替進行，以局部有酸脹感為佳。

【功效】治療失眠、多夢、神經衰弱、心悸等。

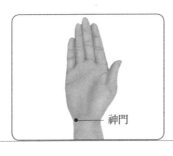
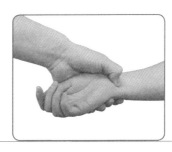

神門

## ○按揉三陰交穴

【位置】小腿內側，內踝尖直上 4 橫指，脛骨後側。

【按摩方法】按摩者用拇指順時針方向按揉被按摩者三陰交約 2 分鐘，然後逆時針方向按揉 2 分鐘，以局部有酸脹感為佳。

【功效】治療失眠、高血壓、食慾減退、經前緊張、月經不調、痛經、陽痿、遺精等。

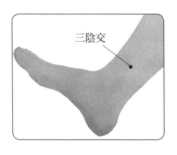
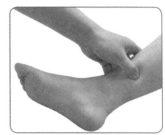

三陰交

## ○推按失眠穴

【位置】在足底跟部、足底中線與內外踝連線相交處。

【按摩方法】被按摩者仰臥位，按摩者用大拇指朝被按摩者足跟的方向推按失眠穴 3 分鐘，以局部有酸脹感為佳。

【功效】失眠特效穴位，治療失眠、足跟疼痛等。

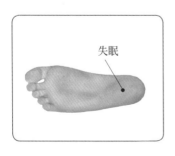
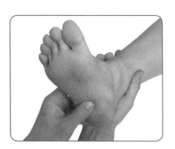

失眠

◆ 拍打經絡快速袪病

### 輔助穴位

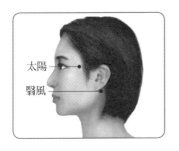
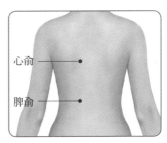

太陽
翳風
心俞
脾俞

### 局部按摩

#### ○梳頭

用牛角梳或者用手指分開梳理頭髮 60 次，順便輕輕按壓頭頂，可以緩解疲勞和減輕精神壓力，治療頭漲頭痛，預防失眠。

#### ○五指抓拿法

取坐位，用雙手五指分別置於頭部督脈、膀胱經及膽經上，自前髮際推向後髮際 5～7 次。

▼梳頭

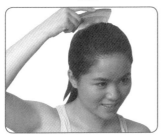

▼五指抓拿法

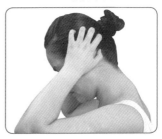

# 神經衰弱

神經衰弱是一種常見的神經官能症，指由於精神憂慮、長期繁重的腦力勞動以及睡眠不足等原因引起的精神活動能力減弱。其臨床表現為失眠、頭昏腦漲、精力不足、委靡不振、不能用腦、食慾減退、心悸面紅、記憶力減退、自汗、胸悶氣促、學習工作中注意力不能集中、工作效率顯著減退，即使是充分休息也不能消除疲勞感。對全身進行檢查，又無軀體疾病，也無腦器質性病變等。神經衰弱和睏倦疲勞一樣屬於現代人的常見病，小病莫輕視，一定要堅持治療。

## 特效穴位按摩

### ○點按心俞穴

【位置】肩胛骨內側，第五胸椎棘突下旁開2橫指寬處。

【按摩方法】被按摩者俯臥，按摩者站於一旁，雙手拇指順時針按揉被按摩者心俞穴2分鐘，然後逆時針按揉2分鐘，以局部感覺酸脹、發熱為佳。

【功效】治療心慌、心悸氣短、心痛、咳嗽、吐血、健忘、盜汗、夢遺等。

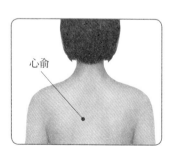

心俞

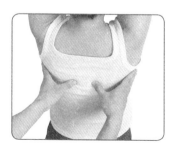

## ○點揉安眠穴

【位置】在頸部，耳後高骨的外後緣。

【按摩方法】被按摩者仰臥或坐位，按摩者雙手中指順時針方向按揉被按摩者安眠穴約 2 分鐘，然後逆時針方向按揉 2 分鐘，以局部有酸脹感為佳。

【功效】治療失眠、心慌、頭痛、煩躁、頭暈耳鳴等。

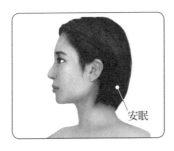
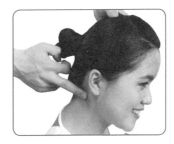

安眠

## ○點揉神門穴

【位置】掌心向上，前臂靠小指側的腕橫紋上。

【按摩方法】被按摩者坐位，按摩者坐於對面，用左手拇指點按被按摩者右手神門穴約 1 分鐘，左右手交替進行，以局部有酸脹感為佳。

【功效】治療失眠、多夢、神經衰弱、心慌、精神分裂症等。

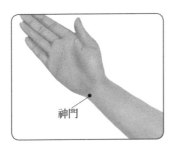
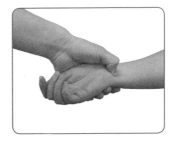

神門

## ◎點揉內關穴

【位置】手臂的內側中間，腕關節橫紋上約 3 橫指寬處。

【按摩方法】按摩者在被按摩者一側，用左手托住其前臂，拇指點按內關穴 2 分鐘，以酸脹感向腕部發散為佳。

【功效】治療心煩、心慌、痛經、月經不調、月經前期焦慮、神經衰弱、胸脇痛、上腹痛、心絞痛、呃逆、腹瀉等。

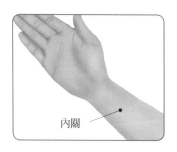
內關

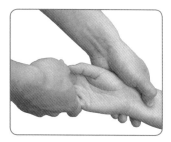

## ◎揉三陰交穴

【位置】小腿內側，內踝尖直上 4 橫指，脛骨後側。

【按摩方法】按摩者用拇指順時針方向點揉被按摩者三陰交穴約 2 分鐘，再逆時針方向點揉 2 分鐘，以有酸脹感為佳。

【功效】治療失眠、神經衰弱、經前緊張、月經不調、痛經、陽痿、遺精等。

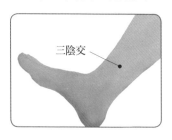
三陰交

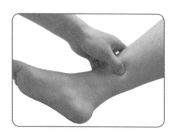

拍打經絡快速袪病

# 牙　痛

　　牙痛是指牙齒因各種原因引起的疼痛，為口腔疾患中常見的症狀之一，可見於西醫學的齲齒、牙髓炎、根尖周圍炎和牙本質過敏等。遇冷、熱、酸、甜等刺激時，牙痛發作或加重，屬中醫的「牙宣」、「骨槽風」範疇。主要症狀為牙齦紅腫、面頰部腫痛等。牙齦炎常表現為牙齦鮮紅或紫紅、腫脹、鬆軟，刷牙或吃東西時易出血。俗話說：「牙痛不是病，疼起來真要命！」遠離牙痛，從按摩開始。

## 特效穴位按摩

### ○掐揉合谷穴

【位置】手背部位，拇指與食指的根部交接處，肌肉的最高點。

【按摩方法】按摩者用一手拇指指腹按揉被按摩者合谷穴30下，兩手交替，至局部有酸脹感為佳。

【功效】治療感冒流鼻涕、頭痛、牙痛、青春痘、眼睛疲勞、喉嚨疼痛、耳鳴、打嗝等。

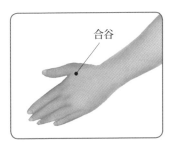
合谷

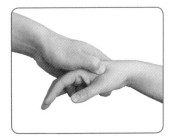

## ○按揉下關穴

【位置】在耳前顴弓與下頜切跡所形成的凹陷中。

【按摩方法】按摩者用拇指或食指按揉被按摩者下關穴，順時針方向按揉約 2 分鐘，然後逆時針方向按揉約 2 分鐘，以酸脹感向面頰部放散為佳。

【功效】治療牙痛、三叉神經痛、口眼喎斜等。

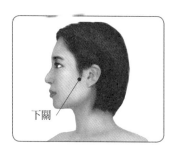 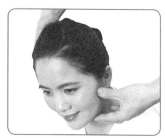

下關

## ○按揉頰車穴

【位置】在面部，咬牙時肌肉隆起最高點處。

【按摩方法】按摩者用雙手輕輕托住被按摩者下頜，用雙手拇指按壓其兩側頰車穴，順時針方向按揉約 1 分鐘，然後逆時針方向按揉約 1 分鐘，以局部感到酸脹並向面部放散為好。

【功效】治療牙痛、面神經麻痺、口眼喎斜、流涎等。

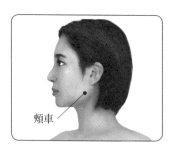 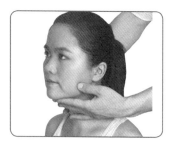

頰車

◆
拍打經絡快速祛病

○按揉地倉穴

【位置】在面部，眼睛正中直下和凵角外側的交點處。

【按摩方法】按摩者用雙手拇指或食指順時針方向按揉被按摩者地倉穴約 2 分鐘，然後逆時針方向按揉約 2 分鐘，以局部感到酸脹並向整個面部放散為好。

【功效】治療三叉神經痛、牙痛、面神經麻痺等。

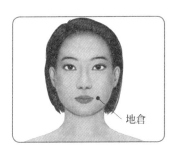
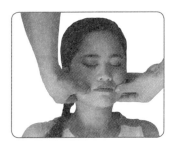

○按揉曲池穴

【位置】屈曲肘關節，在肘橫紋的外側頭。

【按摩方法】按摩者左手托住被按摩者手臂，用右手拇指順時針方向按揉曲池穴 2 分鐘，然後逆時針方向按揉 2 分鐘，左右手交替，以局部感到酸脹為佳。

【功效】治療牙痛、咽喉腫痛、偏頭痛、頭暈等。

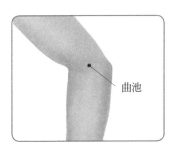
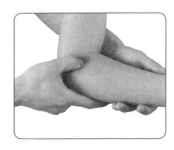

# 偏頭痛

偏頭痛是由於顱內動脈收縮、擴張功能障礙引起的發作性頭痛，又叫做「血管神經性頭痛」，女性多發。嚴重的偏頭痛會持續數天，主要症狀為頭部一側或雙側脹痛，呈搏動或持續性頻繁發作。

女性生理週期帶來的偏頭痛通常在月經期前 2～3 大發作；壓力帶來的偏頭痛發作時間通常在午後，發作時有壓迫、束縛的感覺。

## 特效穴位按摩

### ○揉捏風池穴

【位置】在頸後兩側枕骨的下方，髮際的兩邊大筋外側凹陷處。

【按摩方法】被按摩者坐位，按摩者在被按摩者頭後，一手扶住被按摩者前額，另一手用拇指和食指分別置於被按摩者的風池穴處，揉捏半分鐘左右，以局部有酸脹感為佳。

【功效】治療偏頭痛、頭脹痛、眩暈、面部烘熱、耳中鳴響、頭痛發熱、頸項強痛、目赤腫痛等。

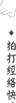

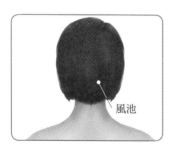

風池

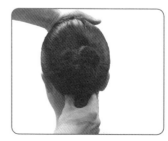

## ○按摩百會穴

【位置】兩耳尖連線與前後正中線交點。

【按摩方法】被按摩者坐位，按摩者在其後面，先用拇指按壓百會穴半分鐘，然後順時針方向按揉 1 分鐘，逆時針方向按揉 1 分鐘，以酸脹感向頭部四周放散為佳。

【功效】治療頭痛、偏頭痛、眩暈、禿頭、驚悸、健忘、中風、耳鳴、失眠、鼻塞、脫肛、痔瘡、泄瀉等。

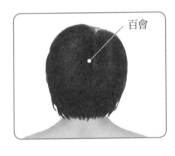
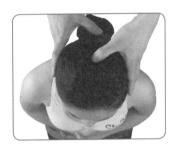

## ○按揉頭維穴

【位置】頭前側，在兩側額角髮際向上約 1 指寬處。

【按摩方法】按摩者在被按摩者頭後面，用兩手拇指同時順時針方向按揉頭維穴約 1 分鐘，然後逆時針方向按揉約 1 分鐘，以酸脹感向整個前頭部和兩側放散為佳。

【功效】治療偏頭痛、前額神經痛、高血壓、結膜炎等。

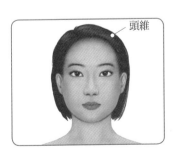
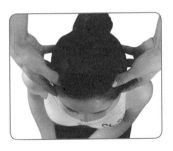

○按揉角孫穴

【位置】耳尖直上，與髮際交點。

【按摩方法】按摩者在被按摩者後面，用拇指或中指沿順時針方向按揉頭兩側的角孫穴約 1 分鐘，然後逆時針方向按揉約 1 分鐘，以頭兩側感到酸脹為佳。

【功效】治療偏頭痛、眩暈、眼睛痛、牙齒疼痛等。

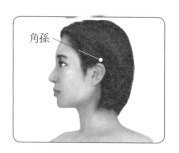
角孫

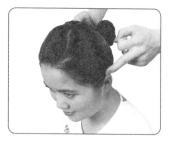

○按揉率谷穴

【位置】兩耳尖直上 2 橫指寬處。

【按摩方法】按摩者在被按摩者頭後面，用拇指或中指順時針方向按揉頭兩側的率谷穴約 2 分鐘，然後逆時針方向按揉約 2 分鐘，以頭兩側感到酸脹為佳。

【功效】治療偏頭痛、頭暈、嘔吐、頭髮枯黃等。

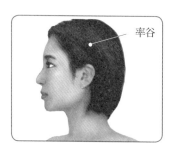
率谷

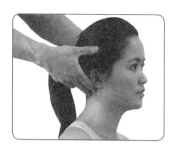

### 局部按摩

#### ○推按痛點

雙手食指、中指、無名指、小指微張開，指腹同時按在頭側面，自前向後推按頭痛部位 64 次，以頭部血管痙攣緩解，頭皮微微發熱為佳。

#### ○隨時隨地按摩妙招

找一支圓珠筆或鋼筆，用後端較圓鈍的一頭按壓疼痛處的穴位，可以減少手指的疲勞，並達到手指按摩的效果。

#### ○捏頭皮

被按摩者取坐位，按摩者用雙手或單手的拇指和食指，捏緊被按摩者側面頭皮，提起，放鬆，反覆操作，約 3 分鐘，以頭皮發熱為宜。

---

**小叮嚀**

緩解偏頭痛的方法：

❶ 躺下來休息一會兒：最好在偏頭痛發作時，不妨在光線較暗、四周安靜的房間裏休息一會兒。一般來說，只要睡上半小時，偏頭痛就會有所減緩。

❷ 飲用綠茶：綠茶中的茶甘寧物質對緩解偏頭痛有效果，所以，可以適量地飲用綠茶來緩解偏頭痛。

❸ 靜心冥想：使用瑜伽和冥想是治療偏頭痛的新方法。你可以購買一盤此類 CD，在頭痛發作時隨著音樂閉目冥想一會兒，讓大自然的和諧之音幫你忘卻病痛。

# 視神經萎縮

視神經萎縮是指由各種病因引起的視神經退行性病變，導致視覺功能障礙的疾病。臨床表現為視功能嚴重損害乃至喪失，視神經乳頭顏色蒼白，視野明顯縮小，甚至呈現管狀特徵。

視神經萎縮的發病原因比較複雜，一般來說青年患者大多以遺傳性為主；中年患者則多因視神經炎；老年人發病常與青光眼或血管性疾病有關。

### 特效穴位按摩

#### ○按揉攢竹穴

【位置】眉頭凹陷中。

【按摩方法】用食指螺紋面按於患側攢竹穴上，待出現酸脹感時，由輕漸重，邊按邊揉，使酸脹感傳導擴散到眼區，時間約 2 分鐘。

【功效】治療流淚、眩暈、眼睛疲勞、眼睛水腫、視神經萎縮、結膜炎、面頰疼痛、頭痛、高血壓等證，同時具有面部美容的作用。

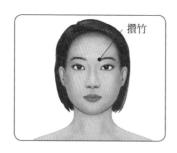
攢竹
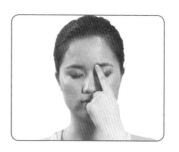

◆ 拍打經絡快速祛病

◯按揉睛明穴

【位置】目內眥內上方凹陷中。

【按摩方法】取仰臥位或坐位，用拇指與食指或中指指尖按於睛明穴，待出現酸脹感時，由輕漸重，邊按邊揉，使酸脹感傳導擴散到眼區，時間約 2 分鐘。

【功效】對視神經萎縮、近視、迎風流淚等證有療效。

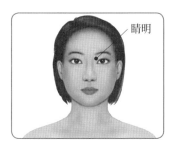
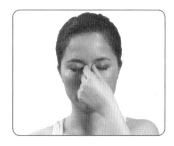

◯揉四白穴

【位置】目正視，瞳孔直下，當顴骨上方凹陷中。

【按摩方法】將食指指腹按於患側四白穴處，待出現酸脹感時，由輕漸重，邊按邊揉，使酸脹感傳導擴散到眼區，時間約 2 分鐘。

【功效】治療面癱、面神經麻痺、近視、視神經萎縮等。

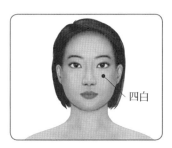
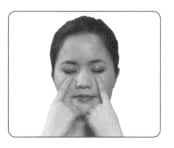

### ○按揉球後穴

【位置】在下眼眶部，當眶下緣外 1/4 與內 3/4 交界處。

【按摩方法】將食指指腹按於患側球後穴處，待出現酸脹感時，由輕漸重，邊按邊揉，使酸脹感傳導擴散到眼區，時間約 2 分鐘。

【功效】治療視神經炎、視神經萎縮、視網膜色素變性。

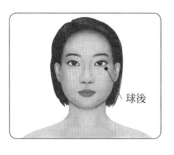
球後
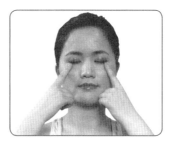

### ○按揉瞳子髎

【位置】外眼角外側約 1 公分凹陷處。

【按摩方法】將食指指腹按於患側瞳子髎穴處，待出現酸脹感時，由輕漸重，邊按邊揉，使酸脹感傳導擴散到眼區，時間約 2 分鐘。

【功效】治療視神經萎縮、眼睛疲勞、結膜充血等。

瞳子髎
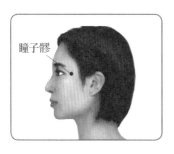
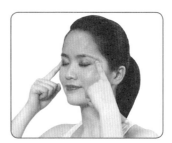

### ○按揉風池穴

【位置】頸後兩側枕骨下方，髮際兩邊大筋外側凹陷處。

【按摩方法】取端坐位，將雙手拇指指腹放於兩側風池穴處，先點按半分鐘，再向外按揉 2 分鐘，力量由輕漸重。

【功效】治療頸項僵痛、頭痛頭暈、目赤腫痛、近視、視神經萎縮、鼻炎等。

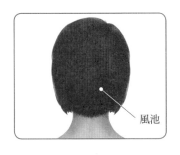

風池

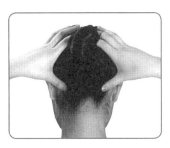

## 局部按摩
### ○捏眉弓、摩眼球

雙手拇指、食指自攢竹穴開始，捏拿眉弓至眼外角處 30～50 次。手法用力適中，以局部有酸脹感為度。閉眼後輕輕地以食、中指摩眼球，約 2 分鐘。

▼捏眉弓

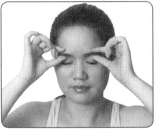

▼摩眼球

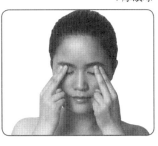

# 過敏性鼻炎

　　過敏性鼻炎又稱變態反應性鼻炎，是鼻腔黏膜的變應性疾病，可引起多種併發症。另有一型由非特異性的刺激所誘發，無特異性變應原參加，不是免疫反應過程，但臨床表現與變應性鼻炎相似，稱血管運動性鼻炎，或稱神經反射性鼻炎。

　　造成鼻子過敏的原因很多，常見的有接觸外界環境誘發、遺傳過敏體質等，過敏源有花粉、塵蟎、真菌、蟑螂等。其主要症狀為連續打噴嚏、流鼻水、鼻塞、鼻癢，有哮喘病史的人還容易誘發哮喘。

## 特效穴位按摩

### ○揉迎香穴

【位置】鼻孔兩側，鼻唇溝上。

【按摩方法】被按摩者仰臥，按摩者坐其頭側或頭後，用雙手拇指指腹輕輕順時針方向按揉迎香穴 1 分鐘，再逆時針方向按揉 1 分鐘，以局部有酸脹感為佳。

【功效】治療鼻塞、流涕、嗅覺減退、面部神經麻痺等。

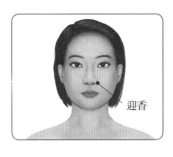

迎香

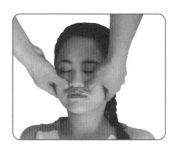

## ○推抹印堂穴

【位置】雙眉頭中間。

【按摩方法】被按摩者仰臥，按摩者坐於其頭後，用拇指從鼻子向額頭方向推抹印堂穴約 2 分鐘，以局部有酸脹感為佳。

【功效】治療鼻塞、流鼻涕、鼻炎等鼻部疾病，耳鳴、前頭痛、失眠、高血壓、目眩、眼部疾病等。

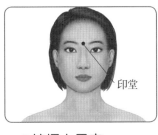
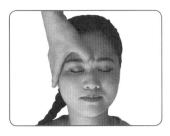

印堂

## ○按揉上星穴

【位置】頭部正中線上，前髮際正中直上 1 大拇指寬處。

【按摩方法】被按摩者仰臥在床上，按摩者坐於其頭後，用拇指或中指沿順時針方向按揉上星穴約 2 分鐘，再沿逆時針方向按揉約 2 分鐘，以酸脹感向整個前頭部放散為佳。

【功效】治療過敏性鼻炎、鼻出血、鼻竇炎、頭痛等。

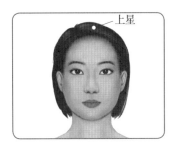
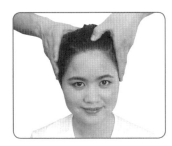

上星

○揉捏風池穴

【位置】頸後兩側枕骨下方，髮際兩邊大筋外側凹陷處。

【按摩方法】被按摩者坐位，按摩者在被按摩者頭後，一手扶住被按摩者前額，另一手用拇指和食指分別置於被按摩者的風池穴處，揉捏半分鐘左右，以局部有酸脹感為佳。

【功效】治療鼻子過敏、鼻塞、感冒、頸項強痛等。

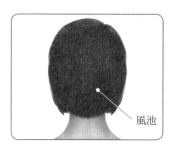
風池

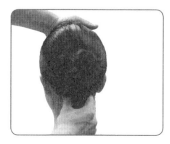

○掐揉合谷穴

【位置】手背部，拇指與食指的根部交接處，肌肉最高點。

【按摩方法】按摩者一手托住被按摩者一隻手手掌，用另一隻手拇指指腹掐揉被按摩者合谷穴 30 下，兩手交替掐揉。

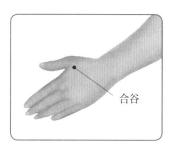
合谷

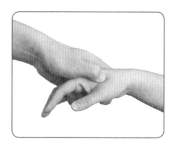

【功效】治療鼻子過敏、鼻炎、鼻竇炎、頭痛、牙痛、青春痘、眼睛疲勞、喉嚨疼痛、耳鳴、面部神經麻痺等。

### ○搓湧泉穴

【位置】將腳底弓起，腳掌前中 1/3 凹陷處。

【按摩方法】按摩者用雙手握腳，用兩大拇指從足跟向足尖搓湧泉穴約 1 分鐘，然後按揉約 1 分鐘，以局部有酸脹感為佳。

【功效】治療發熱、鼻子不適、過敏、腹瀉、五心煩熱、頭昏、便秘、小便不利等。

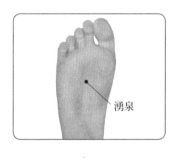
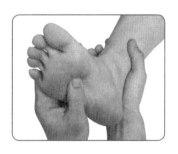

湧泉

## 局部按摩

### ○按摩鼻翼

用拇指外側沿笑紋及鼻子兩側，做上下且呈正三角形方向按摩，一次約 1 分鐘，按摩後喝一杯熱開水。

### ○熱摩鼻子

用兩手拇指外側相互摩擦，在稍微感到熱時，沿鼻梁、鼻翼兩側上下按摩 30 次左右。按摩時可用兩手拇指，也可用一隻手的拇指、食指，每天最好做 2 次。

# 喉嚨痛

喉嚨痛經常是感冒或流行性感冒的早期徵兆。它可能是單純尤其他病毒或細菌感染所引起，也可能只是由於氣候乾燥或大聲嘶吼所致。

其主要症狀為咽喉部疼痛，說話或者吞嚥時疼痛明顯，喉嚨裏有異物感。檢查能看到咽喉部紅腫、扁桃體腫大，或者喉嚨根部有水泡出現。一般來說，喉嚨痛的患者大約每 15 秒就得吞嚥一次。而且，喉嚨痛的特點是你越克制，吞嚥的頻率反而越高。想擺脫喉嚨痛的折磨嗎？趕快試用下面的良方吧！

## 特效穴位按摩

### ○點按天鼎穴

【位置】在側頸部的喉結約 1 指寬下方，胸鎖乳突肌的後緣處。

【按摩方法】被按摩者仰臥或坐位，按摩者雙手中指或拇指點按兩側天鼎穴 1 分鐘，以不感到難受為宜。

【功效】治療咽喉腫痛、扁桃體炎、咽喉異物感、咽喉部腫塊、甲狀腺腫大、吞嚥困難等。

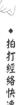

拍打經絡快速祛病

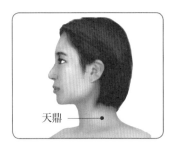

天鼎

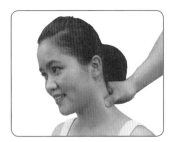

○點按水突穴

【位置】喉結斜下方，頸部的胸鎖乳突肌前緣。

【按摩方法】被按摩者仰臥或坐位，按摩者雙手拇指或中指點按水突穴 1 分鐘，以不感到難受為宜。

【功效】治療咽喉腫痛、扁桃體炎、聲音沙啞、咳嗽、氣喘等。

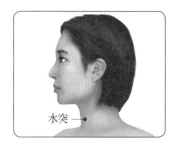
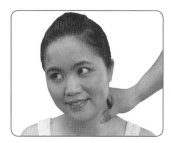

○點按天突穴

【位置】頸部，在胸骨上窩的凹陷中。

【按摩方法】被按摩者仰臥或坐位，按摩者用中指點按天突穴 1 分鐘，以不感到難受為宜。

【功效】治療咽喉炎、支氣管哮喘、支氣管炎、甲狀腺腫大、食道炎、咽部異物感等。

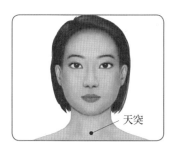
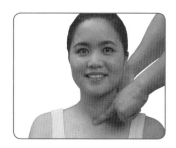

### ○按揉曲池穴

【位置】彎曲肘關節，在肘橫紋的外側頭。

【按摩方法】按摩者左手托住被按摩者手臂，用右手拇指順時針方向按揉曲池穴 2 分鐘，然後逆時針方向按揉 2 分鐘，左右手交替，以局部感到酸脹為佳。

【功效】治療咽喉腫痛、牙痛、偏頭痛、頭暈等。

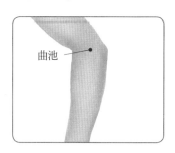 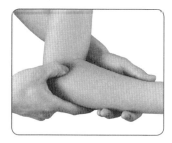

### ○掐揉合谷穴

【位置】手背部，拇指與食指的根部交接處，肌肉最高點。

【按摩方法】按摩者左手拇指掐揉被按摩者右手合谷穴約 2 分鐘，左右手交替掐揉。也可以一手托住被按摩者手掌，用另一手拇指指腹按揉被按摩者合谷穴 30 次，兩手交替按揉。

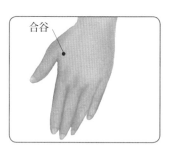 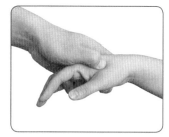

◆ 拍打經絡快速祛病

【功效】治療喉嚨疼痛、扁桃體炎、喉頭水腫、鼻炎等。

### ○掐按少商穴

【位置】大拇指指甲根內側。

【按摩方法】按摩者指甲掐按被按摩者少商穴 30 秒，放鬆 10 秒，反覆操作 10 餘次，左右手交替進行。

【功效】治療咽喉疼痛、不能說話、發熱、咳嗽、喘氣、胸痛、咯血、乳房刺痛、手腕疼痛等。

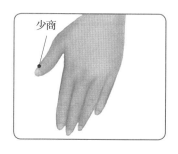
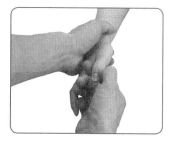

### 局部按摩

### ○摩消疼痛

每天早晨起床後，在左手掌心塗上 3〜4 滴風油精，按摩（順時針方向）咽喉部位 20〜30 次。兩三個月後，病情可大為好轉。

### ○舌根運動法

咽喉炎致使咽喉腫痛、嗓子燥癢、吞嚥有異物感，可採取舌根運動法，能收到良好的效果。即閉嘴，舌尖抵牙齒，正轉 18 次，反轉 18 次，然後將口中津液分 3 次嚥下，早晚各做 1 次。

# 耳鳴耳痛

耳鳴是指人們在沒有任何外界刺激條件下所產生的異常聲音感覺。其主要症狀表現為患者會聽到外界並不存在的聲音，有的如細雨沙沙，有的如洪水暴發，這種疾病極大地影響了人們的正常生活。耳痛最主要的原因是耳朵發炎。

## 特效穴位按摩

### ○按揉聽宮、翳風穴

【位置】聽宮穴位於頭部側面耳屏前部，與耳珠平行，張嘴時凹陷處；翳風穴位於耳朵下方耳垂後遮住之處的凹陷中間。

【按摩方法】按摩者用兩手拇指按在左右翳風穴上，食指按在聽宮穴上，順時針方向按揉約 2 分鐘，然後逆時針方向按揉約 2 分鐘。

【功效】治療耳鳴、耳痛、耳聾、三叉神經痛、頭痛、目眩頭昏等。

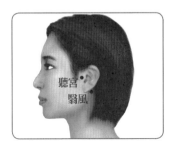
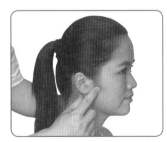

聽宮
翳風

拍打經絡快速祛病

### ○按揉耳門穴

【位置】在耳屏前上方，張嘴時呈現凹陷處。

【按摩方法】被按摩者仰臥，微微張口，按摩者坐於被按摩者頭後，雙手拇指相對，同時，輕輕用力按壓耳門穴半分鐘，然後，自上而下推耳前 18 次，以局部有酸脹感為佳。

【功效】治療耳鳴、耳道炎、頭暈、面部肌肉痠痛等。

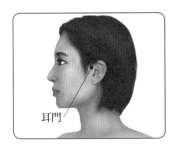
耳門

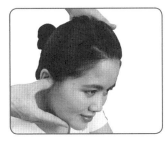

### ○按揉太谿穴

【位置】內腳踝正後方凹陷中。

【按摩方法】按摩者用手握住被按摩者腳腕，用拇指指腹順時針方向按揉太谿穴約 2 分鐘，逆時針方向按揉約 2 分鐘，以局部有酸脹感為佳。

【功效】治療耳鳴、耳脹、耳聾、齒痛、失眠、健忘等。

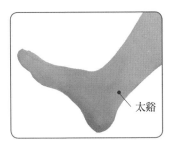
太谿

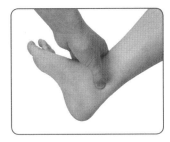

# 感　冒

感冒又稱「傷風」，一般是由病毒或細菌感染上呼吸道引起，一年四季均可發病。其主要症狀是咽癢、鼻塞、流涕，可伴有咽喉腫痛、咳嗽、頭痛、發熱及四肢痠痛等全身症狀。按摩穴位和足部反射區不但能增強免疫功能，而且能增強機體的各項生理功能，使機體發揮其自身的抗病能力，抵抗病毒和細菌的感染，以達到治病的目的。

## 特效穴位按摩

### ○揉捏風池穴

【位置】頸後兩側枕骨下方，髮際的兩邊大筋外側凹陷處。

【按摩方法】被按摩者取坐位，按摩者在被按摩者頭後，一手扶住被按摩者前額，另一手用拇指和食指分別置於被按摩者的風池穴處，揉捏半分鐘左右，以被按摩者局部有酸脹感為佳。

【功效】治療感冒發熱、頸項強痛、頸椎病、頭痛頭暈、目赤腫痛等。

◆ 拍打經絡快速袪病

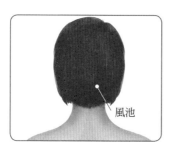

風池

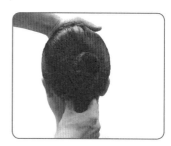

## ○揉按太陽穴

【位置】頭側，眉梢與眼外角中間，向後1橫指凹陷中。

【按摩方法】被按摩者取坐位或仰臥位，按摩者在被按摩者頭後，兩手中指同時著力，順時針方向揉按太陽穴約2分鐘，然後逆時針方向揉按約2分鐘，以局部有酸脹感為佳。

【功效】治療感冒發熱、頭痛頭暈、目赤腫痛等。

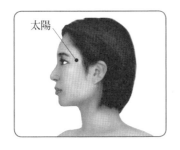
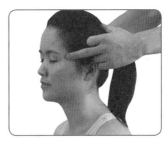

太陽

## ○掐揉合谷穴

【位置】手背部，拇指與食指的根部交接處，肌肉最高點。

【按摩方法】按摩者用一手拇指指腹掐揉被按摩者合谷穴30次，兩手交替，至局部有酸脹感為佳。

【功效】治療感冒流鼻涕、頭痛、牙痛、眼睛疲勞、喉嚨疼痛、耳鳴、打嗝等。

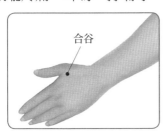
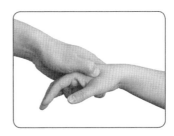

合谷

○揉按太陽穴

【位置】眉梢與眼外角中間，向後約1橫指的凹陷中。

【按摩方法】被按摩者取坐位或仰臥位，按摩者在被按摩者頭後，兩手中指同時著力，順時針方向揉按太陽穴約2分鐘，然後逆時針方向揉按約2分鐘，以局部有酸脹感為佳。

【功效】治療感冒發熱、頭痛頭暈、目赤腫痛等。

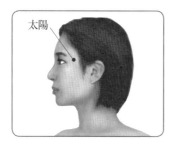
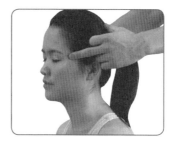

○按揉大椎穴

【位置】第7頸椎下緣，鼓起最明顯的骨頭的下緣。

【按摩方法】被按摩者取坐位、低頭，按摩者站於其身後，用大拇指順時針方向按揉大椎穴約2分鐘，然後逆時針方向按揉約2分鐘，以局部感到酸脹為佳。

【功效】治療感冒發熱、怕冷、項痛、痤瘡等。

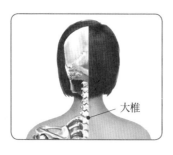
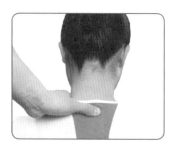

### ◎按揉肺俞穴

【位置】在肩胛骨內側，第 3 胸椎棘突下旁開 2 橫指處。

【按摩方法】被按摩者取坐位或俯臥位，按摩者雙手拇指順時針方向按揉肺俞穴約 2 分鐘，然後逆時針方向按揉 2 分鐘，揉至局部發熱為度。

【功效】治療感冒、咳嗽、支氣管炎、哮喘、自汗等。

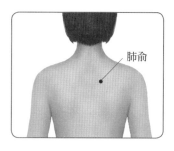
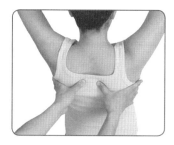

### ◎按揉迎香穴

【位置】鼻孔兩側，鼻唇溝上。

【按摩方法】被按摩者取仰臥位，按摩者坐其頭側或頭後，用雙手拇指指面輕輕按順時針方向按揉迎香穴 1 分鐘，再逆時針按揉 1 分鐘，以局部有酸脹感為佳。

【功效】治療鼻塞、流涕、嗅覺減退等。

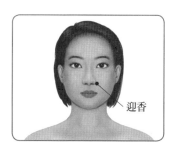
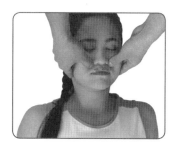

# 咳　嗽

　　咳嗽是由於呼吸道受到各種病原體感染、有害物的刺激而引起的氣管、支氣管黏膜的炎症。咳嗽主要與肺、脾、腎、肝等內臟功能失調有關。因此，咳嗽的治療應以增強患者體質，提高其機體免疫力，調節各臟腑功能為主。咳嗽病因不同臨床表現也有所不同。風寒型咳嗽初起痰稀或咳痰白黏，或兼有鼻塞流涕，或兼有頭痛、舌苔薄白；肺熱型咳嗽咳痰黃稠，咳而不爽，或兼有口渴咽痛，或發熱聲啞、舌苔薄黃；肺燥型咳嗽乾咳無痰，或痰少不易咳出，或鼻燥咽乾、舌苔薄而少津。

## 特效穴位按摩

### ○點按天突穴

【位置】頸部前正中線上，胸骨上窩凹陷的中央。

【按摩方法】被按摩者仰頭，按摩者用中指點按天突穴約 2 分鐘，力度以不影響呼吸為宜。

【功效】治療哮喘、咳嗽、失語、咽喉腫痛、瘰氣、梅核氣、咳唾膿血、支氣管哮喘、支氣管炎、喉炎、扁桃體炎等。

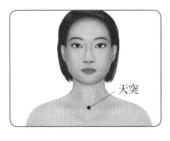

天突

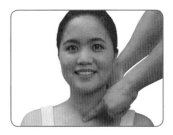

◆ 拍打經絡快速袪病

## ○指推膻中穴

【位置】胸部正中線上，兩乳頭連線與胸骨中線的交點。

【按摩方法】被按摩者仰臥，按摩者站於一側，用拇指自下而上推膻中穴約2分鐘，以脹麻感向胸部放散為佳。

【功效】治療呼吸困難、咳嗽、胸部疼痛、乳腺增生、乳房疼痛、缺乳症、心悸、肥胖、消瘦等。

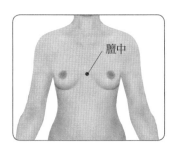
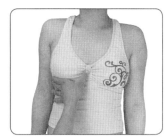

## ○按揉中府穴

【位置】胸前臂外上方骨突下第一肋骨下緣的凹陷中央。

【按摩方法】被按摩者仰臥或取坐位，按摩者用拇指輕輕按揉中府穴半分鐘，然後沿順時針方向按揉2分鐘，以局部酸脹感向肺部放散為佳。

【功效】治療咳嗽、氣管炎、支氣管哮喘、肺炎等。

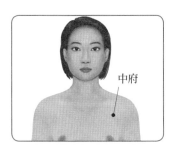
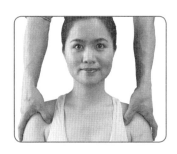

## ○揉掐列缺穴

【位置】兩手虎口交叉，一手食指按在另一手腕關節上，食指尖下凹陷處。

【按摩方法】按摩者一手托住被按摩者前臂，用另一手拇指輕揉列缺穴半分鐘，然後，用拇指和食指掐按 1 分鐘。

【功效】治療咽喉腫痛、咳嗽氣喘、蕁麻疹、瘙癢症等。

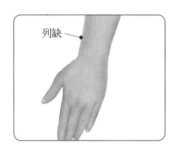
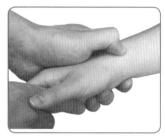

列缺

## ○按揉大杼穴

【位置】肩胛內側，第一胸椎棘突下旁開 2 橫指寬處。

【按摩方法】被按摩者取坐位或俯臥位，按摩者雙手拇指順時針方向按揉該穴約 2 分鐘，以局部發熱為度。

【功效】治療感冒發熱、咳嗽、鼻塞、頭痛、喉嚨痛、肩部痠痛、頸椎痛等。

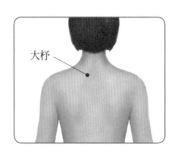
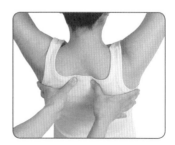

大杼

◆ 拍打經絡快速袪病

### ○按揉肺俞穴

【位置】肩胛骨內側，第 3 胸椎棘突下旁開 2 橫指。

【按摩方法】被按摩者取坐位或俯臥在床上，按摩者雙手拇指順時針方向按揉肺俞穴約 2 分鐘，然後逆時針方向按揉 2 分鐘，揉至局部發熱為度。

【功效】治療感冒咳嗽、支氣管炎、哮喘、自汗、盜汗、背部痠痛等。

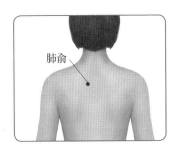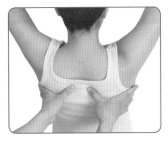

## 局部按摩

### ○打胸部法

左右手交替拍打胸部膻中穴周圍 64 次，拍打的同時伴有半蹲動作，拍打一次半蹲一次，每天 3 次，以感到胸中之氣散開為佳。

### ○摩胸脇潤肺法

兩手十指交叉，用掌面協同大魚際撫摩前胸及兩脇；兩掌緊貼胸脇自上而下交替對揉；單掌揉擦胸前面。

# 心　悸

　　心悸是自覺心跳加快並且很強，並伴有心前區不適感。可有心臟跳動異常快速，或者不規則等現象。本病症可見於多種疾病過程中，多與失眠、健忘、眩暈、耳鳴等並存。凡能引起心臟搏動頻率、節律發生異常的因素，均可導致心悸。其主要症狀有心跳急遽、驚慌不安、不能自主等。心悸處理不當，易引起病毒性心肌炎，一定要將心悸扼殺在萌芽狀態中。

## 特效穴位按摩

### ○推膻中穴

【位置】胸部正中線上，兩乳頭連線與胸骨中線的交點。

【按摩方法】被按摩者仰臥，按摩者站於一側，用拇指自下而上推膻中穴約 2 分鐘，以脹麻感向胸部放散為佳。

【功效】治療呼吸困難、心慌、心悸、咳嗽、胸部疼痛、乳腺增生、乳房疼痛、缺乳症、肥胖、消瘦等。

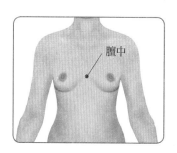
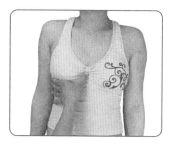

膻中

◆ 拍打經絡快速祛病

### ○按揉厥陰俞穴

【位置】肩胛骨內側，第4胸椎棘突下旁開2橫指。

【按摩方法】被按摩者取坐位或俯臥位，按摩者雙手拇指順時針方向按揉厥陰俞約2分鐘，然後逆時針方向按揉2分鐘，揉至局部發熱為度。

【功效】治療咳嗽、心悸心痛、低血壓、心慌胸悶、嘔吐等。

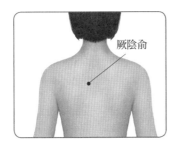
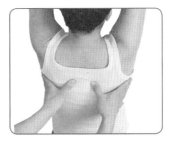

### ○按揉心俞穴

【位置】肩胛骨內側，第5胸椎棘突下旁開2橫指寬處。

【按摩方法】被按摩者俯臥，按摩者站於一旁，雙手拇指沿順時針方向按揉心俞穴2分鐘，然後沿逆時針方向按揉2分鐘，以局部感覺酸脹、發熱為佳。

【功效】治療心慌、心悸氣短、心痛、咳嗽、吐血等。

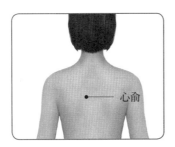
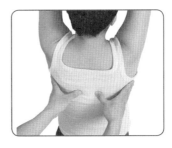

### ○指招神門穴

【位置】掌心向上，腕關節靠小指側之腕橫紋上。

【按摩方法】按摩者用一手拇指招住被按摩者神門穴約 1 分鐘，至感覺酸脹為止，左右手交替進行。

【功效】治療失眠、多夢、心慌、心悸、神經衰弱、精神分裂症等。

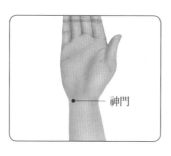
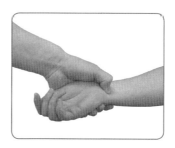

神門

### ○點按內關穴

【位置】手臂的內側中間，腕橫紋上約 3 橫指寬處。

【按摩方法】按摩者用右手托住被按摩者手指，左手拇指點按內關穴約 2 分鐘，以按摩至酸脹感向腕部和手部放散為佳。

【功效】治療心煩、心慌、心悸、心絞痛、胸悶、胸脇痛、冠心病、失眠、胃腸神經官能症等。

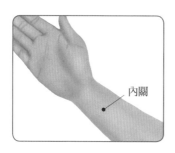
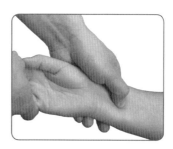

內關

◆ 拍打經絡快速祛病

## ○按揉三陰交穴

【位置】小腿內側，內踝尖直上4橫指，脛骨後緣處。

【按摩方法】按摩者用拇指順時針方向按揉三陰交2分鐘，然後逆時針方向按揉2分鐘，以局部有酸脹感為佳。

【功效】治療失眠、心悸、心慌、高血壓、月經不調、痛經、陽痿、遺精等。

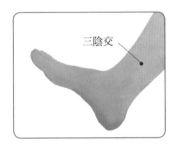
三陰交

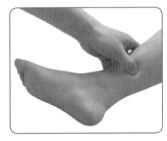

## 局部按摩

### ○撫全身滋陰法

被按摩者俯臥，全身放鬆，按摩者用雙掌掌根或魚際肌，從雙肩開始，沿背腰部足太陽膀胱經路線推至雙髖及雙下肢後面；當推至跟腱時，轉向內踝經足弓直至足尖。

**小叮嚀**

預防心慌、心悸妙招：保持心情舒暢的同時，自覺緊張時做深呼吸9次，做擴胸運動，或者輕輕拍打胸部36次。心悸患者要保持良好的飲食習慣，也要安排好作息時間。

# 呃　逆

　　呃逆，俗稱「打嗝」，是氣逆上衝，喉間呃呃連聲，聲短而頻，不能自制的一種症狀。呃逆的發生有很多原因，正常人在進食過程中食用過冷或過熱的食物，會發生呃逆現象。這種呃逆可自癒，不用特殊治療。呃逆也可由多種因素引起，如腦血栓形成、腦炎、中暑、胃炎及肺部或胸膜病變，病後體虛、勞累過度、藥物過敏等。穴位和足部按摩只能治療常見的呃逆。對於由疾病引起的呃逆，應積極治療原發病，輔以按摩手段，以止呃逆。

## 特效穴位按摩

### ○點按止呃穴

【位置】眼眶壁上緣內側凹陷處。

【按摩方法】被按摩者仰臥，按摩者坐於其頭後，用雙手拇指或食指斜向內上方輕輕點按止呃穴 1 分鐘，以局部感到酸脹並能忍耐為佳。

【功效】止呃逆專用穴位，能快速止住打嗝，還能治療眼眶周圍疼痛。

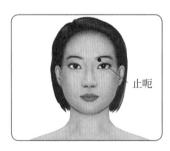

止呃

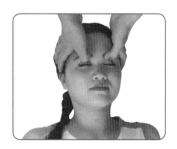

## ○點按內關穴

【位置】手臂的內側中間，腕橫紋上約 3 橫指寬處。

【按摩方法】按摩者用右手托住被按摩者手指，左手拇指點按內關穴2分鐘，以酸脹感向腕部和手部放散為佳。

【功效】治療打嗝不斷、噁心、心煩、心慌、心悸、心絞痛、胸悶等。

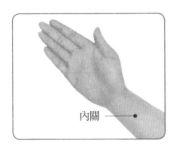
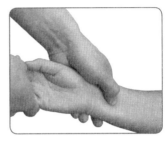

內關

## ○按揉中脘穴

【位置】胸骨下端和肚臍連接線中點處。

【按摩方法】被按摩者平躺，按摩者用拇指或中指按壓中脘穴半分鐘，然後沿順時針方向按揉約 2 分鐘，以局部有酸脹感為佳。

【功效】治療消化系統疾病，如反酸打嗝、便秘、腹脹。

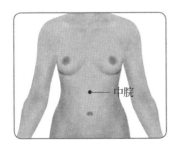
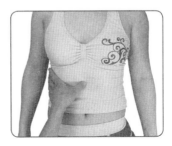

中脘

# 噁心、嘔吐

　　噁心、嘔吐是胃內容物返入食管，經口吐出的一種反射動作。可分為三個階段，即噁心、乾嘔和嘔吐，但有些嘔吐無噁心或乾嘔的先兆。任何疾病只要影響到胃，使胃失和降、胃氣上逆，都可能出現噁心、嘔吐等症狀。其主要症狀表現為胃部不舒服，隨後就開始感覺噁心。妊娠嘔吐是指婦女懷孕時出現的噁心、嘔吐症狀，一般不需要特殊治療，但情況嚴重時我們還是要去看醫生。

## 特效穴位按摩

### ○按揉巨闕穴

【位置】位於腹部，左右肋弓相交之處，再向下約 2 橫指寬處。

【按摩方法】被按摩者仰臥，按摩者用食指或中指按壓巨闕穴約半分鐘，然後沿順時針方向按摩約 2 分鐘，以局部感到酸脹並向整個腹部放散為佳。

【功效】治療噁心嘔吐、打嗝、吞酸、腹瀉、胸痛、心痛、心煩、驚悸、健忘、胸悶氣短、呃逆上氣等。

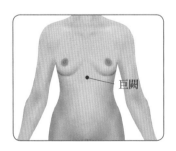

巨闕

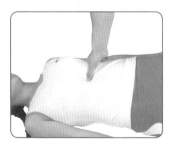

### ○按揉天樞穴

【位置】肚臍兩側約 3 橫指寬處。

【按摩方法】被按摩者仰臥，按摩者用拇指或中指按壓天樞穴約半分鐘，然後沿順時針方向按揉約 2 分鐘，以局部感到酸脹並向整個腹部放散為佳。

【功效】治療噁心、嘔吐、便秘、腹瀉、痢疾等。

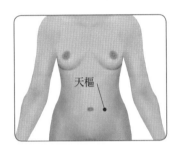 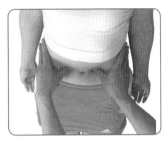

### ○按揉中脘穴

【位置】在胸骨下端和肚臍連線中點處。

【按摩方法】被按摩者平躺，按摩者用拇指或中指按壓中脘穴約半分鐘，然後沿順時針方向按摩約 2 分鐘，以局部感到酸脹為佳。

【功效】治療腹脹、腹痛、腹瀉、反酸、噁心、嘔吐等。

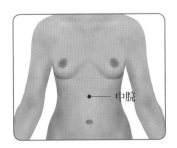 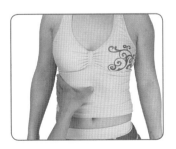

### ○按揉脾俞穴

【位置】背部，第 11 胸椎旁開 2 橫指寬處。

【按摩方法】被按摩者俯臥，按摩者兩手拇指按在左右兩脾俞穴位上（其餘四指附著在肋骨上），按揉約 2 分鐘，或捏空拳揉擦穴位 30～50 次，擦至局部有熱感為好。

【功效】治療噁心、嘔吐、腹脹、腹瀉、便血、黃疸等。

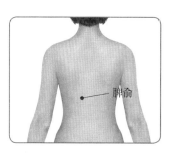
脾俞
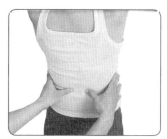

### ○揉按內關穴

【位置】手臂內側中間，腕橫紋上約 3 橫指寬處。

【按摩方法】按摩者右手托住被按摩者手指，用左手拇指或食指點按內關穴約 1 分鐘，以酸脹感向腕部和手放散為佳。

【功效】治療嘔吐、呃逆、胸悶、胸脅痛、失眠、心煩、心悸、心絞痛、胃炎、胃潰瘍、中暑、偏頭痛等。

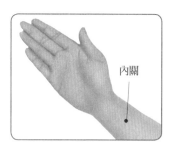
內關
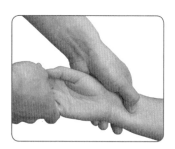

◆ 拍打經絡快速祛病

## ○按揉足三里穴

【位置】脛骨外側，在膝蓋下方約 4 橫指寬處。

【按摩方法】被按摩者膝蓋稍屈曲，按摩者用拇指沿順時針方向按揉約 2 分鐘，然後沿逆時針方向按揉約 2 分鐘。

【功效】治療噁心、嘔吐、腹瀉、胃痛、腹痛、食慾不振、便秘等。

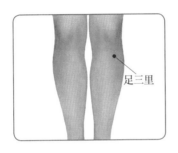
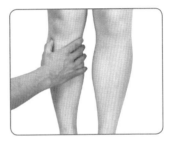

### 輔助穴位

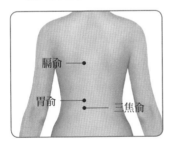
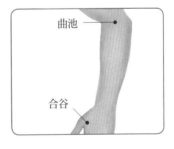

### 局部按摩

#### ○疏肝利膽法

被按摩者仰臥，按摩者用手掌從被按摩者前胸正中向下平推至腹部。同時讓被按摩者配合，意想呼氣時隨手法把氣送至小腹，此為降逆止嘔法，反覆做 20 次。

# 胃 痛

胃痛又叫做「胃脘痛」，疼痛的部位是在劍突下的心窩部。胃痛最常見於胃炎和胃潰瘍，多由胃酸刺激胃黏膜引起。胃痛的主要症狀為左側心窩下、胃脘部的脹滿、疼痛，有時是隱隱作痛，有時是劇烈疼痛。嘔吐後疼痛會減輕。中醫認為胃痛發生的原因有兩類：一是由於憂思惱怒、肝氣失調、橫逆犯胃所引起；二是由脾不健運、胃失和降而導致。

胃痛與胃、肝、脾關係密切，按摩重在調節胃、脾、肝三臟的功能，按摩治療胃痛效果好，平時要注意天氣變化、飲食冷暖。

## 特效穴位按摩

### ○按揉中脘穴

【位置】在胸骨下端和肚臍連線中點處。

【按摩方法】被按摩者平躺，按摩者用拇指或中指按壓中脘穴約半分鐘，然後沿順時針方向按揉約 2 分鐘，以局部感到酸脹為佳。

【功效】治療胃痛、胃脹、反酸、嘔吐、腹脹、腹痛等。

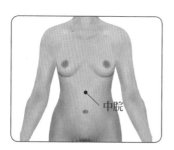
中脘

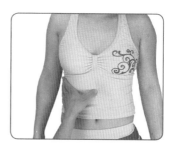

## ○按揉天樞穴

【位置】肚臍兩側約 3 橫指寬處。

【按摩方法】被按摩者仰臥，按摩者用拇指或中指按壓天樞穴約半分鐘，然後沿順時針方向按摩約 2 分鐘，以局部感到酸脹為佳。

【功效】治療胃痛、胃脹、反酸、噁心、嘔吐、腹痛等。

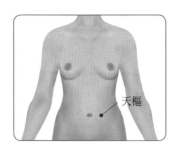
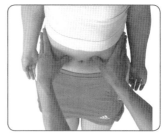

天樞

## ○按揉內關穴

【位置】手臂的內側中間，腕橫紋上約 3 橫指寬處。

【按摩方法】按摩者左手托住被按摩者手指，用左手拇指或食指點按內關穴約 1 分鐘，以酸脹感向腕部和手放散為佳。

【功效】治療胃痛、嘔吐、呃逆、胸悶、胸脇痛、失眠、心煩、心悸、心絞痛、中暑、偏頭痛等。

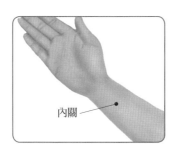
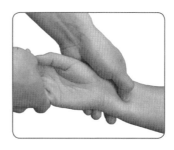

內關

### ○按揉足三里穴

【位置】脛骨外側，在膝蓋下方約 4 橫指寬處。

【按摩方法】被按摩者平躺或膝蓋稍屈曲，按摩者用拇指沿順時針方向按揉約 2 分鐘，再沿逆時針方向按揉約 2 分鐘，以局部感到酸脹為佳。

【功效】治療噁心、嘔吐、腹瀉、胃痛、腹痛等。

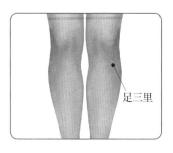

足三里

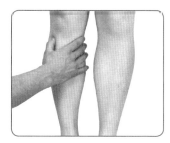

## 局部按摩

### ○按摩胃部

用手掌根按住上腹胃部，順時針方向按摩 2 分鐘。有胃不適、噁心嘔吐症狀時，可隨時按摩。

---

**小叮嚀**

在肚臍眼和中脘穴上滴 1～2 滴精油或清涼油，可以有效地減輕胃痛症狀。另外還要注意以下幾點：

❶ 修身養性，戒憂思、惱怒、恐懼。

❷ 合理安排作息，避免工作過度緊張、疲勞。

❸ 節制飲食，少吃多餐，以麵食為主，低脂肪。

# 便　秘

便秘就是大便不通。引起便秘的原因很多，常發
生在久坐、缺乏運動、粗纖維食物攝入過少的人群
中，女性比男性更容易便秘。主要症狀為大便秘結不
通、糞便乾燥艱澀難解。可能有食慾減退、口苦、腹
脹、焦慮等表現。患便秘的人易疲勞、乏力、失眠、
頸肩僵硬，女性易出現月經不調、粉刺、雀斑、皮膚
粗糙等症狀。

## 特效穴位按摩

### ○揉擦八髎穴

【位置】在骶椎上，分為上髎、次髎、中髎和下髎，
左右共 8 個穴位，分別在第 1、2、3、4 骶後孔中，合稱
「八髎穴」。

【按摩方法】被按摩者取俯臥位，按摩者站於一側，
兩手掌交替著力，一手扶其腰部，另一手緊貼骶部兩側八
髎穴，自上而下揉擦至尾骨兩旁，時間約 2 分鐘，以局部
有酸脹感為佳。

【功效】治療腰骶部疼痛、便秘、小腹脹痛、盆腔
炎、小便不利、月經不調、痔瘡等。

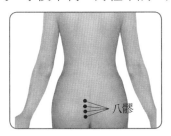
八髎

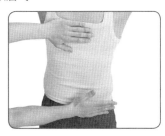

○按揉中脘穴

【位置】胸骨下端和肚臍連接線中點處。

【按摩方法】被按摩者平躺，按摩者用拇指或中指按壓中脘穴半分鐘，然後沿順時針方向按揉約 2 分鐘，以局部有酸脹感為佳。

【功效】治療消化系統疾病，如便秘、腹脹、腹瀉等。

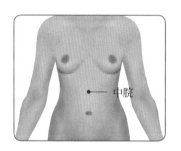
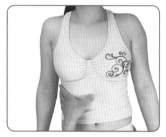

○按揉支溝穴

【位置】手背腕橫紋正中上約 4 橫指寬處，在前臂兩骨頭之間的凹陷中。

【按摩方法】按摩者用手指指面或指節向下按壓，或順時針方向按揉約 2 分鐘，以局部有酸脹感為佳。

【功效】治療習慣性便秘、肩臂痠痛、小便困難等。

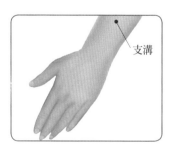
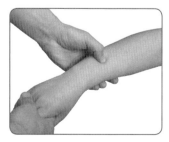

## ○按揉大腸俞穴

【位置】腰部，位於第四腰椎棘突下兩側約2橫指寬處。

【按摩方法】被按摩者俯臥，按摩者用拇指或掌根按揉兩側大腸俞約2分鐘，以局部有酸脹感為佳。

【功效】治療便秘、腹痛、腹脹、腹瀉、腰背疼痛，還可治療男子早洩等。

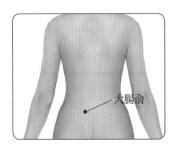
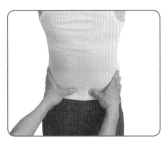

## ○按揉天樞穴

【位置】肚臍兩側約 3 橫指寬處。

【按摩方法】被按摩者仰臥，按摩者用拇指或中指按壓天樞穴半分鐘，然後沿順時針方向按揉2分鐘，再沿逆時針方向按揉2分鐘，以局部感到酸脹並向整個腹部放散為好。

【功效】治療便秘、腹痛、腹脹、腹瀉、痢疾等胃腸病。

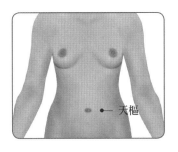
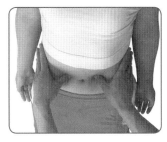

### 輔助穴位

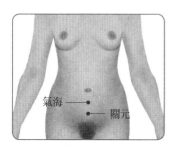 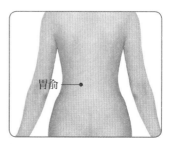

氣海 ── ── 關元

胃俞 ──

### 局部按摩

#### ○圓瓶滾腹

手邊有玻璃圓瓶如飲料瓶時，可以順手拿來，在腹部上下滾動，對便秘很有好處。

#### ○按揉腹部

雙手虎口交叉，掌心對準肚臍，緊貼肚皮，順時針方向按摩腹部 120 次，至微微發熱為佳。

#### ○溫沖肚臍

洗澡時可以用噴頭對著肚臍周圍衝擊腹部，水溫適當，可以促進胃腸的運動，預防便秘。

**小叮嚀**

便秘者應定時起床、經常跑步，並養成散步的好習慣，每天至少步行 20～30 分鐘，可以幫助胃腸消化、蠕動；早餐前喝杯熱開水，能幫助腸蠕動。

◆ 拍打經絡快速袪病

# 痔 瘡

痔瘡是肛門內外靜脈曲張、血管腫脹引起的，分為內痔、外痔和混合痔。引起痔瘡的原因有長期便秘、腹瀉、久站、久坐等。其主要症狀為肛門附近有肉眼可視的肉疙瘩，大小、數量不等。

按摩可促進患部的血液循環，消腫散結，同時增進胃腸蠕動，避免便秘的發生。對年老體弱者還有促進新陳代謝，增強機體免疫功能的作用。

## 特效穴位按摩

### ○ 揉擦八髎穴

【位置】在骶椎上，分為上髎、次髎、中髎和下髎，左右共 8 個穴位，分別在第 1、2、3、4 骶後孔中，合稱「八髎穴」。

【按摩方法】被按摩者俯臥位，按摩者站於一側，一手扶其腰部，另一手緊貼骶部兩側八髎穴，自上而下推擦至尾骨兩旁，時間約 2 分鐘。

【功效】治療腰　部疼痛、小便不利、月經不調、小腹脹痛、痔瘡等。

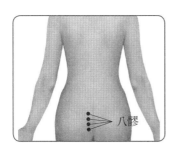

八髎

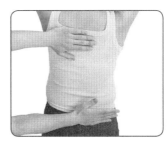

## ○點按會陽穴

【位置】在尾骨端旁開 1 小指寬處。

【按摩方法】被按摩者俯臥，雙腿分開，按摩者用拇指輕輕點按會陽穴約 2 分鐘，以有酸脹感能忍受為宜。

【功效】治療痔瘡、肛門熱痛、前列腺增生、遺精、遺尿、陰痛、陰癢、陰部潮濕多汗、脫肛、陰挺、月經不調等。

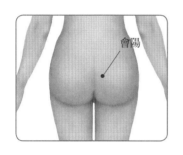
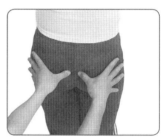

## ○點按長強穴

【位置】在尾骨下端與肛門之間的中點凹陷處。

【按摩方法】被按摩者俯臥，雙腿分開，按摩者用中指輕輕點按長強穴約 2 分鐘。

【功效】治療痔瘡、脫肛、腹瀉、便秘、原發性閉經、繼發性閉經等。

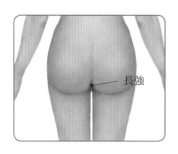
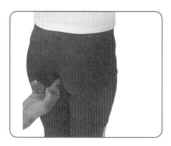

### ○點按會陰穴

【位置】位於人體的會陰部，男性當陰囊根部與肛門連線的中點，女性當大陰唇後聯合與肛門連線的中點。

【按摩方法】被按摩者仰臥，雙腿分開，按摩者用中指輕輕點按會陰穴約 2 分鐘，以酸脹感能忍受為宜。

【功效】治療痔瘡、前列腺增生、遺精、遺尿、陰痛等。

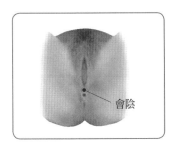
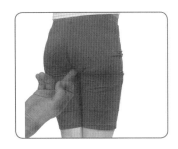

會陰

### ○按揉承山穴

【位置】蹺腳趾時，小腿肚呈「人」字形紋頂端凹陷處。

【按摩方法】被按摩者俯臥，按摩者站於其旁，用大拇指或掌根順時針方向按揉約 2 分鐘，再逆時針方向按揉約 2 分鐘，或捏揉小腿肌肉，以局部有酸脹感為佳。

【功效】治療痔瘡、脫肛、便秘、坐骨神經痛等。

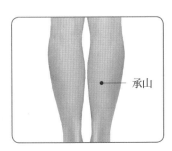
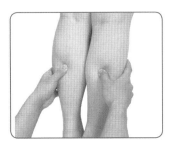

承山

## ◎點按腎俞穴

【位置】腰部，第 2 腰椎棘突旁開 2 橫指寬處。

【按摩方法】被按摩者俯臥，按摩者用兩手大拇指按腎俞穴半分鐘，再沿順時針方向按揉 2 分鐘，然後沿逆時針方向按揉 2 分鐘，以局部有酸脹感為佳。

【功效】治療陽痿、早洩、月經不調等。

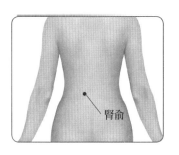
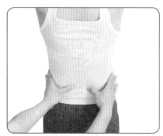

腎俞

## 局部按摩

### ◎摩腹

雙手虎口交叉，掌心對準肚臍，緊貼肚皮，沿順時針方向按摩腹部 60 次，直到腹部微微發熱。

### ◎壓肛門

將醫用紗布緊貼肛門，右手食指和中指並放在紗布上，按壓肛門，一按一鬆，反覆 50～70 次。每天堅持 3 次，每次約 2 分鐘。

◆ 拍打經絡快速祛病

第 3 章

每日十分鐘，
按摩調理慢性病

# 慢性腹瀉

腹瀉指大便次數增多、糞質稀溏、水分增加的症狀，分急性和慢性兩類。慢性腹瀉指病程在兩個月以上或間歇期在 2～4 週內的復發性腹瀉。主要症狀為大便次數增多，大便中夾帶沒有完全消化的食物，嚴重的大便洩下如水。腹瀉的主要病變在於脾胃與大小腸的功能失調。經絡按摩治療慢性腹瀉應以健脾和胃、溫腎壯陽、疏肝理氣為主。

## 特效穴位按摩

### ○按揉脾俞穴

【位置】第 11 胸椎棘突下旁開 2 橫指處，將兩臂伸直緊貼身體，兩肘尖連線的中點即為第 11 胸椎。

【按摩方法】被按摩者俯臥在床上，按摩者用兩手拇指按在左右脾俞穴位上（其餘四指附著在肋骨上），按揉約 2 分鐘，至局部有酸脹感為佳。

【功效】治療腹脹、腹瀉、嘔吐、痢疾、便血等脾胃腸道疾病。

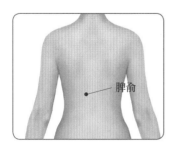

脾俞

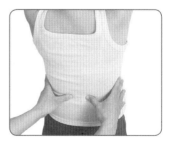

◆ 拍打經絡快速祛病

## ○點按中脘穴

【位置】胸骨下端和肚臍連接線中點處。

【按摩方法】被按摩者仰臥，按摩者用拇指或中指點按中脘穴半分鐘，再沿順時針方向揉 2 分鐘，以局部有酸脹感為佳。

【功效】治療消化系統疾病，如腹脹、腹瀉、腹痛、嘔吐、便秘等，此外對治療青春痘、精力不濟、神經衰弱等也很有效。

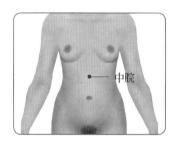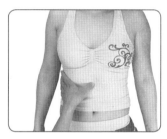

中脘

## ○按揉天樞穴

【位置】肚臍兩側約 3 橫指寬處。

【按摩方法】被按摩者仰臥，按摩者用拇指沿順時針方向按揉天樞穴半分鐘，然後沿逆時針方向按揉 2 分鐘，以局部感到酸脹並向整個腹部放散為好。

【功效】治療腹痛、腹脹、便秘、腹瀉、痢疾等腸胃病。

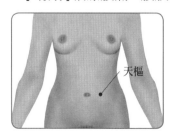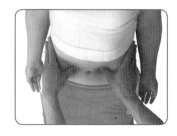

天樞

### ○按揉氣海穴

【位置】肚臍直下約 2 橫指寬處。

【按摩方法】被按摩者仰臥，按摩者用拇指或中指沿順時針方向按揉氣海穴 2 分鐘，然後沿逆時針方向按揉 2 分鐘或用艾條對準熏到皮膚有紅暈為止。

【功效】治療腹痛、腹脹、便秘、腹瀉等。

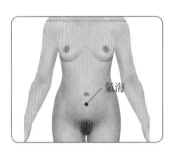
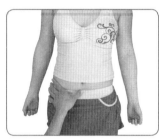

### ○按揉關元穴

【位置】從肚臍到恥骨上方畫一線，將此線 5 等分，從肚臍往下 3/5 處。

【按摩方法】被按摩者仰臥，按摩者站於一側，先按順時針方向按揉關元穴 2 分鐘，再按逆時針方向按揉 2 分鐘。

【功效】治療腹痛、腹瀉、腹脹、月經不調、痛經等。

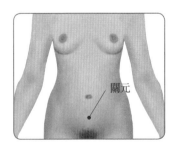
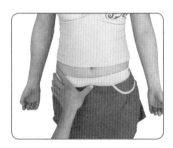

## ○按揉足三里穴

【位置】脛骨外側，在膝蓋下方約 4 橫指寬處。

【按摩方法】被按摩者平躺，按摩者用拇指按順時針方向按揉 2 分鐘，再按逆時針方向按揉 2 分鐘，以局部感到酸脹為佳。

【功效】治療消化系統疾病，如腹瀉、腹痛、食慾不振等。

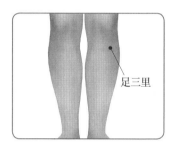
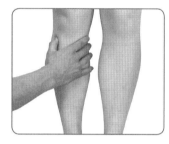

足三里

## 局部按摩

### ○加熱肚臍

睡前洗澡的時候用熱水沖肚臍，或者用熱毛巾蓋在肚臍上，可以改善腹瀉。

### ○臥功

睡前平臥於床上，意守丹田，自然呼吸，以一掌心按摩臍部，以臍為中心，逐漸增大按摩範圍，按順時針、逆時針方向各按摩 36 次，直到腹部發熱為止。

### ○揉腹

將兩手搓熱，先用左手掌沿大腸蠕動方向繞臍做圓圈運動，即由右下腹行至右上腹、左上腹、左下腹而延至右下腹，如此反覆 100 次，然後以右手搓丹田 100 次。

# 腹痛腹脹

腹痛是指胃脘部以下、恥骨聯合以上的疼痛。腹脹是指人感覺到腹部膨脹、沉重不適的症狀。腹痛腹脹主要表現為胃脘部以下、恥骨聯合以上的脹滿、疼痛。肚臍周圍疼痛比較常見，有時伴有劇烈疼痛。

按摩對治療慢性腹脹腹痛療效較好，對急性而且劇烈的腹痛或慢性腹痛急性加重，應先到醫院檢查，並配合其他療法進行。

## 特效穴位按摩

### ○按揉中脘穴

【位置】在胸骨下端和肚臍連接線中點處。

【按摩方法】取仰臥位或坐位，先用食指或中指點按中脘穴半分鐘，然後沿順時針方向按揉 2 分鐘，以局部有酸脹感為佳。

【功效】治療消化系統疾病，如腹脹、腹瀉、腹痛、嘔吐、便秘等，此外對一般胃病、青春痘、精神不振、神經衰弱也很有效。

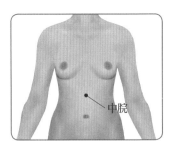

中脘

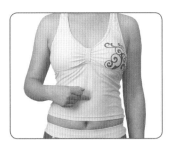

◆ 拍打經絡快速祛病

## ○按揉下脘穴

【位置】前正中線上，肚臍往上約 3 橫指寬處。

【按摩方法】取仰臥位或坐位，先用食指或中指點按下脘穴半分鐘，然後沿順時針方向按揉 2 分鐘，以局部有酸脹感為佳。

【功效】治療腹脹、腹痛、腹瀉、反酸、噁心、嘔吐、便秘等。

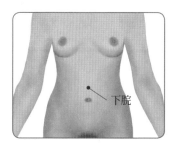
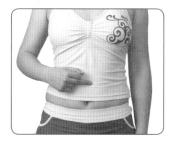

## ○按揉天樞穴

【位置】肚臍兩側約 2 橫指寬處。

【按摩方法】取坐位或仰臥位，用雙手拇指或中指按壓兩側天樞穴半分鐘，然後沿順時針方向按揉 2 分鐘，以局部感到酸脹並向整個腹部放散為好。

【功效】治療腹痛、腹脹、噁心、嘔吐、便秘、腹瀉等。

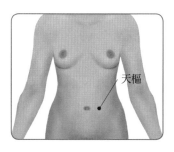
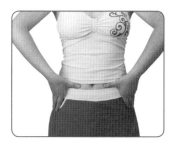

## ○按揉氣海穴

【位置】肚臍直下約 2 橫指寬處。

【按摩方法】中指指端放於氣海穴，沿順時針方向按揉 2 分鐘，揉至發熱時療效最佳。

【功效】治療腹痛、腹脹、便秘、腹瀉及女性月經不調、痛經、閉經、男子陽痿、早洩、遺精等。

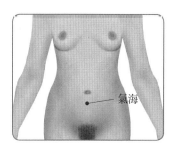
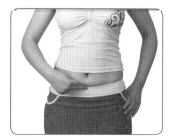

氣海

## ○按揉足三里穴

【位置】脛骨外側，在膝眼下方約 4 橫指寬處。

【按摩方法】取坐位，兩手拇指分別按於兩側足三里穴，其餘 4 指附於小腿後側，向外按揉 20～40 次，以局部感到酸脹為佳。

【功效】治療腹瀉、腹痛、食慾不振、便秘、打嗝等。

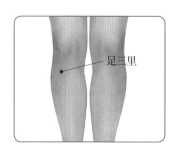
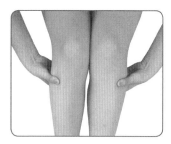

足三里

### 輔助穴位

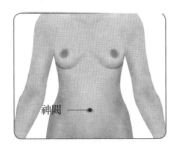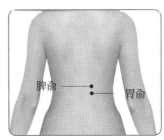

神闕

脾俞 —— 胃俞

### 局部按摩

#### ○按摩腹部

雙手虎口交叉，掌心對準肚臍，緊貼肚皮，順時針方向按摩腹部 60 次，至腹部微微發熱，自覺腹中有氣在翻動為佳。

#### ○推任脈

取仰臥位，自然呼吸，兩手掌自然伸平翹起，用右手掌為著力點，從任脈向下輕輕平推，經過肚臍止於恥骨聯合毛際處，如此反覆平推 20～30 次。

#### ○分推肋下

四指併攏，雙手分別置於劍突兩側，沿肋分推 20～30 次。

# 慢性肝炎

慢性肝炎是指由病毒感染等原因引起，病程持續6個月以上的肝臟慢性炎症。慢性肝炎的病原學以感染 B、C、D 型肝炎病毒為主。根據其症狀體徵及肝臟的病理改變分為慢性遷延性肝炎和慢性活動性肝炎。慢性遷延性肝炎患者常見症狀為乏力、食慾不振、肝區輕微疼痛，偶爾出現黃疸、肝臟輕度腫大。慢性活動性肝炎患者症狀為乏力、厭食、腹脹、肝區痛等，中、重度黃疸，肝大，脾臟常可觸及，肝病面容，有蜘蛛痣及肝掌。慢性肝炎對人體的危害非常大，每一個家庭都應該關注。

## 特效穴位按摩

### ○按揉肝俞穴

【位置】背部，在第 9 胸椎棘突下旁開 2 橫指寬處。

【按摩方法】被按摩者俯臥，按摩者用雙手拇指先按順時針方向按揉肝俞穴約 2 分鐘，再按逆時針方向按揉約 2 分鐘，以局部有酸脹感為宜。

【功效】治療肝功能異常、肝大、厭食油膩、噁心、

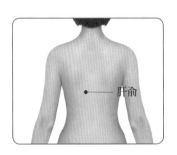

肝俞

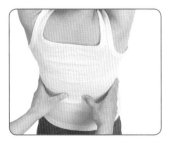

食慾不振等。

### ○按揉脾俞穴

【位置】背部，第 11 胸椎棘突下旁開 2 橫指寬處。

【按摩方法】被按摩者俯臥，按摩者兩手拇指按在左右兩脾俞穴位上（其餘四指附著在肋骨上），按揉約 2 分鐘，以局部有酸脹感為佳。

【功效】治療食慾不振、腹脹、腹瀉、黃疸等。

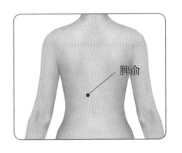
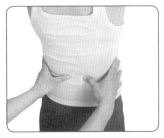

### ○點揉期門穴

【位置】乳頭直下約 3 橫指寬處的肋間隙。

【按摩方法】被按摩者仰臥，按摩者用雙手拇指點揉期門穴約 3 分鐘，以局部感到酸脹感為佳。

【功效】治療胸脇脹痛、腹脹、噁心、嘔吐、吐酸水、食慾不振等。

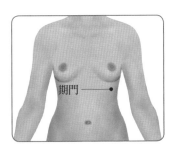
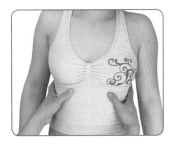

◎點按陽陵泉穴

【位置】膝蓋斜下方，小腿外側腓骨小頭前下方凹陷中。

【按摩方法】被按摩者仰臥或側臥，按摩者用大拇指沿順時針方向點按陽陵泉約 2 分鐘，然後沿逆時針方向點按約 2 分鐘，以酸脹感向小腿前外側放散為佳。

【功效】治療食慾不振、厭食油膩、慢性肝炎、膽囊炎等。

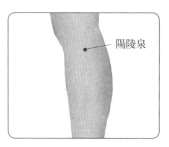
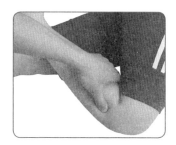

◎點按足三里穴

【位置】脛骨外側，在膝蓋下方約 4 橫指寬處。

【按摩方法】被按摩者平躺或膝蓋稍屈曲，按摩者用拇指沿順時針方向點按約 2 分鐘，然後沿逆時針方向點按約 2 分鐘，以局部感到酸脹為佳。

【功效】治療噁心、嘔吐、氣短乏力、食慾不振等。

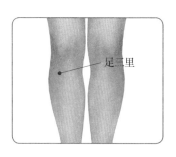
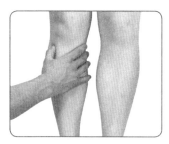

### ○點揉太衝穴

【位置】腳背面，第 1、2 腳趾根部結合處後方的凹陷處。

【按摩方法】按摩者用大拇指或食指點揉被按摩者太衝穴 3 分鐘，以局部感到酸脹為佳。

【功效】治療肝功能輕度減退、肝區疼痛、肝大、腹脹不適等。

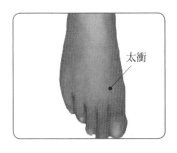
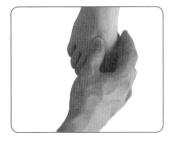

## 輔助穴位

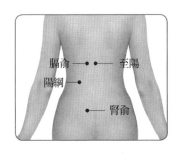
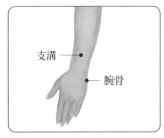

## 局部按摩

### ○摩腹

被按摩者仰臥，按摩者用一手掌緊貼在肝區，按順時針方向慢慢摩動，以有溫熱感為宜。

# 慢性胃炎

慢性胃炎是由於長期受到傷害性刺激、反覆摩擦損傷、飲食無規律、情緒不佳等原因引起的一種胃黏膜炎性病變。本病病情輕重不一，按胃鏡和病理等所見可分為淺表性胃炎、萎縮性胃炎和特殊類型胃炎。臨床表現以慢性上腹痛、消化不良等症狀為主，常反覆發作。以 20～40 歲的男性人群多見，但萎縮性胃炎則以 40 歲以上者為多見。

## 特效穴位按摩

### ○按揉胃俞穴

【位置】第 12 胸椎棘突下，左右 2 橫指寬處。

【按摩方法】取坐位或立位，雙手中指分別按於兩側胃俞穴，用力按揉 30～50 次；或握拳用食指掌指關節突起部按揉穴位；或握空拳揉擦穴位 30～50 次，擦至局部有熱感為佳。

【功效】治療一切消化系統疾病，對糖尿病、低血壓等慢性疾病也有很好的療效。

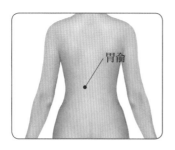

胃俞

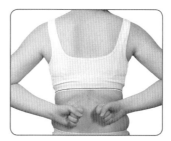

## ○按揉脾俞穴

【位置】背部，第 11 胸椎棘突下旁開 2 橫指寬處。

【按摩方法】被按摩者俯臥，按摩者兩手拇指按在左右兩脾俞穴上（其餘四指附著在肋骨上），按揉約 2 分鐘，以局部有酸脹感為佳。

【功效】治療食慾不振、腹脹、腹瀉、黃疸等。

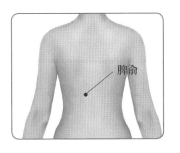

脾俞

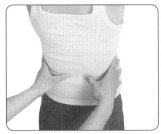

## 局部按摩

### ○掌推胸腹

被按摩者仰臥，按摩者站其身側，用掌推法自膻中穴推至肚臍，重複 10 次。施術時用手掌著力於治療部位上，進行單方向的直線推動。推動時應輕而不浮，重而不滯，手指在前，手掌在後，速度均勻，不可忽快忽慢。

### ○摩腹

被按摩者仰臥，按摩者手掌附著於被按摩者腹部，用掌摩法順時針摩腹約 5 分鐘，按如下順序進行：右下腹→右上腹→左上腹→左下腹→右下腹。注意要以前臂帶動腕及著力部位作環旋揉動，摩腹要有節奏，力度需作用到腸胃。

# 慢性膽囊炎

慢性膽囊炎是膽囊的慢性病變，是一種最常見的膽囊疾病。慢性膽囊炎症狀、體徵不典型，多數表現為膽源性消化不良，厭油膩食物、上腹部悶脹、噯氣、胃部灼熱等，與潰瘍病或慢性闌尾炎近似，膽囊區可有輕度壓痛或叩擊痛。若膽囊積水，常能捫及圓形、光滑的囊性腫塊。絕大多數患者伴有膽囊結石症狀，該病的發生可因膽囊管結石引起膽汁濃縮，刺激膽囊引起慢性炎症或分泌過多造成膽囊積水，也可因膽固醇沉積在膽囊黏膜，引起慢性炎症。極少數是由細菌或寄生蟲所引起。

## 特效穴位按摩

### ○點揉膽俞穴

【位置】肩胛骨內側，第7胸椎下旁開2橫指。

【按摩方法】取坐位或立位，兩手握拳，用4指掌指關節突起部點揉膽俞約2分鐘，以局部有酸脹感為佳。

【功效】治療膽囊炎、肝炎、胃炎、潰瘍病、嘔吐、

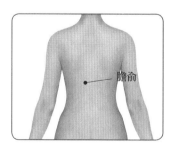

膽俞

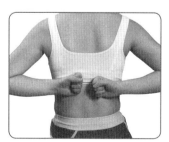

◆ 拍打經絡快速袪病

食道狹窄、肋間神經痛、失眠、癔症、膽石症、膽道蛔蟲症、胸膜炎、高血壓等。

**○按揉肝俞穴**

【位置】背部，在第 9 胸椎棘突下旁開 2 橫指寬處。

【按摩方法】被按摩者俯臥，按摩者用雙手拇指先沿順時針方向按揉肝俞穴約 2 分鐘，再沿逆時針方向按揉約 2 分鐘，以局部有酸脹感為宜。

【功效】治療肝功能異常、肝大、厭食油膩等。

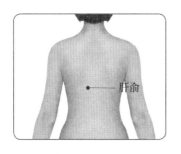

肝俞

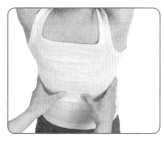

### 局部按摩

**○分推上腹**

被按摩者取仰臥位，按摩者站於其身側或身後，以雙手在肋弓部作分推法 20 ～ 30 次。分推脇肋時，十指微屈或以兩手拇指橈側及大魚際著力於上腹部由中間向兩側分推。注意著力部位要緊貼皮膚，壓力適中，做到輕而不浮，重而不滯。

**○摩腹**

被按摩者取仰臥位，按摩者手掌附著於被按摩者腹部，用掌摩法順時針摩腹約 5 分鐘，按如下順序進行：右下腹→右上腹→左上腹→左下腹→右下腹。

# 慢性闌尾炎

　　關於慢性闌尾炎的定義目前還有許多不同的意見，一般認為慢性闌尾炎是指因闌尾壁纖維組織增多，管腔部分狹窄或閉合，周圍粘連形成等病理變化，引起慢性炎症性疾病。

　　該病根據發病急緩和輕重可分為‧急性、亞急性、慢性，可發生膿腫、壞疽和穿孔導致腹膜炎等併發症。一般診斷治療並不困難，癒後良好。其臨床以反覆發作的右下腹疼痛為主要特徵。

## 特效穴位按摩

### ○按觀揉足三里穴

【位置】脛骨外側，在膝蓋下方約 4 橫指寬處。

【按摩方法】被按摩者仰臥，膝蓋稍屈曲，按摩者用拇指沿順時針方向按揉足三里穴約 2 分鐘，然後沿逆時針方向按揉約 2 分鐘，以局部感到酸脹為佳。

【功效】治療打嗝、嘔吐、腹瀉、腹痛、食慾不振、便秘、貧血、低血壓、更年期綜合徵、腰腿痛等。

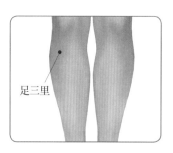

足三里

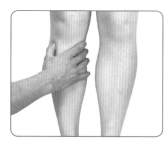

## ○點按陽陵泉穴

【位置】膝蓋斜下方，小腿外側腓骨小頭前下方凹陷中。

【按摩方法】被按摩者仰臥或側臥，按摩者用大拇指沿順時針方向點按陽陵泉約 2 分鐘，然後沿逆時針方向點按約 2 分鐘，以酸脹感向小腿前外側放散為佳。

【功效】治療闌尾炎、厭食油膩、慢性肝炎、膽囊炎等。

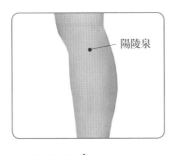
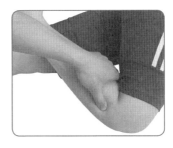

陽陵泉

## 局部按摩

### ○摩腹

被按摩者取仰臥位，按摩者手掌附著於被按摩者腹部，用掌摩法順時針摩腹約 5 分鐘，按如下順序進行：右下腹→右上腹→左上腹→左下腹→右下腹。

注意要以前臂帶動腕及著力部位作環旋揉動，摩腹要有節奏，力度需作用到腸胃。

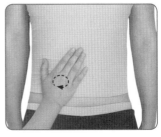

▼摩腹

# 慢性支氣管炎

慢性支氣管炎是由多種病因所致的氣管、支氣管黏膜及其周圍組織的慢性非特異性炎症。受涼、吸菸及感冒常使本病誘發或加重。

臨床上主要表現為慢性咳嗽、咳痰、反覆感染，或伴有喘息。中老年人是其主要發病人群，如果治療延遲或者病情嚴重則可發展為阻塞性肺氣腫和慢性肺源性心臟病。

## 特效穴位按摩

### ○按揉膻中穴

【位置】在胸部正中線上，兩個乳頭連線與胸骨中線的交點處。

【按摩方法】取坐位或仰臥位，用右手拇指指腹或大魚際按揉膻中穴，按順時針方向，指力由輕到重再輕，約2分鐘。

【功效】治療呼吸困難、咳嗽、胸部疼痛、乳腺增生、乳房疼痛、缺乳症、心悸等。

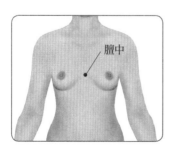
膻中

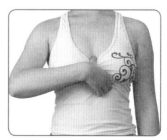

### ◎點按天突穴

【位置】頸部，在胸骨上窩的凹陷中。

【按摩方法】被按摩者取仰臥位或坐位，按摩者用中指點按天突穴 1 分鐘，以不感到難受為宜。

【功效】治療咽喉炎、支氣管哮喘、支氣管炎、甲狀腺腫大、食道炎、咽部異物感等。

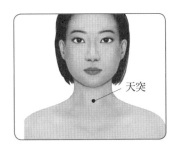
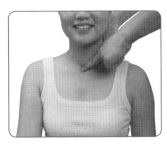

## 局部按摩

### ◎指摩胸口膻中

被按摩者取仰臥位，按摩者用拇指在膻中穴施以指摩法 2～3 分鐘。施術時食、中、無名指自然伸直或屈攏，指面附著於體表的一定部位上，作環形而有節奏的撫摩。

注意上肢及腕部放鬆，以前臂帶動手指，用力宜輕，速度宜緩。

### ◎掌擦背部

被按摩者取俯臥位，按摩者用掌擦法在上背部區域操作，要求深層有透熱感，持續時間約 1 分鐘。

施術時掌指面著力於施治部位，觸於皮表，循於肌膚，往返地橫向推擦。

本法著力持續聯貫，速度均勻。

# 慢性支氣管哮喘

慢性支氣管哮喘是一種常見的過敏性疾病，過敏原有細菌、病毒、塵埃、化學氣體、花粉等。

典型哮喘發作前，常有咳嗽、胸悶或連續噴嚏等先兆症狀，繼而出現氣急、喘憋、哮鳴、張口抬肩、多汗等症狀。

按摩對哮喘有治本之功效。對於慢性病人來說，如能在季節變化之前給予預防性治療，常能使發作減輕、減少或不出現急性發作。

## 特效穴位按摩

### ○點按天突穴

【位置】頸部前正中線上，胸骨上窩凹陷的中央。

【按摩方法】取坐位，用左手拇指指尖點於天突穴，指力沿胸骨柄的後緣向下點住不動 1 分鐘，力度以不影響呼吸為宜。

【功效】治療咳嗽、失語、咽喉腫痛、瘰氣、支氣管哮喘、支氣管炎、喉炎、扁桃體炎等。

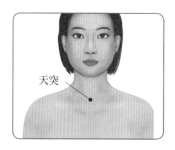
天突

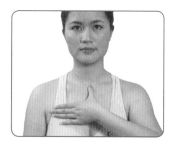

## ○按揉膻中穴

【位置】胸部正中線上，兩乳頭連線與胸骨中線交點處。

【按摩方法】取坐位或仰臥位，用右手拇指指腹或大魚際按揉膻中穴，順時針方向，指力由輕到重再輕，約 2 分鐘。

【功效】治療呼吸困難、咳嗽、胸部疼痛、乳腺增生、乳房疼痛、缺乳症、心悸等。

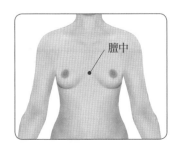

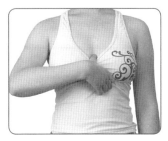

## ○點按大椎穴

【位置】第 7 頸椎棘突下，約與兩肩峰相平，或正坐伏案，摸取頸後最高的一個突起之下。

【按摩方法】取正坐位，用中指點按大椎穴 20～30 次。

【功效】可提高人體防病能力（為保健要穴）。主治哮喘、慢性支氣管炎、頭項強痛、頸肩綜合徵等。

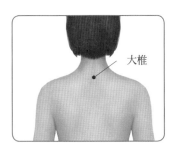

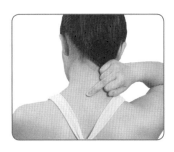

## ○按揉定喘穴

【位置】第 7 頸椎棘突下，旁開 0.5 寸（1 橫指）。

【按摩方法】取坐位，左手食指或中指指端按右側定喘穴，右手食指或中指指端按左側定喘穴，每穴按揉 2 分鐘，以局部有明顯的酸脹感為佳。

【功效】治療哮喘、咳嗽、肩背痛、落枕等。

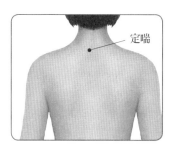
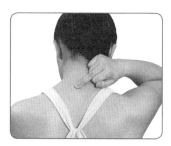

## ○按揉肺俞穴

【位置】肩胛骨內側，第 3 胸椎下旁開 2 橫指。

【按摩方法】取坐位，先用左手掌根搭於右側肩並穴，中指指尖按定右肺俞穴，按揉 2 分鐘，然後換右手照上法按揉左肺俞穴，揉至局部發熱為度。

【功效】治療感冒咳嗽、支氣管炎、哮喘、盜汗等。

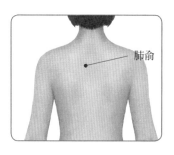
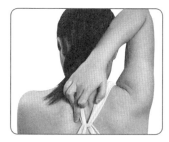

◆ 拍打經絡快速袪病

## ○按揉腎俞穴

【位置】腰部，第 2 腰椎下旁開 2 橫指寬處，左右各一穴。

【按摩方法】取坐位或立位，兩手中指按在穴位上（拇指附著在肋骨上），用力按揉 30～50 次，局部有熱感效佳。

【功效】按摩本穴可補益腎氣，增強體質，治療腎虛型哮喘、支氣管炎等。

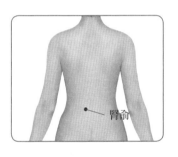

腎俞

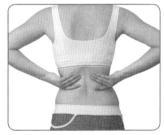

## 局部按摩

### ○抹橋弓

橋弓是指頸側部隆起的、從耳後到胸前的肌肉。用食指、中指、環指、小指四指螺紋面緊貼頸部皮膚表面，自耳後向前下至鎖骨做單方向抹推，手法宜輕柔，頻率稍快，使局部有溫熱感。左手抹右側橋弓，右手抹左側橋弓，自上而下各抹 20 次。

▼抹橋弓

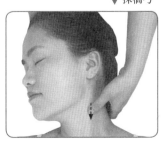

# 梅尼埃綜合徵

梅尼埃綜合徵，亦稱內耳性眩暈症。患者平時常感有耳鳴和聽力減退，發病時以發生劇烈眩暈，不敢轉身及噁心嘔吐等為主要症狀。該病病因尚不明確，一般認為是自主神經功能失調，導致內耳毛細血管前動脈痙攣，局部缺氧，血管紋毛細管滯留，血管滲透性增加，導致內淋巴過多而致膜迷路積水。

內淋巴過多亦可因內淋巴囊吸收功能不良造成。情緒緊張、勞累以及變態反應等為誘發因素。

## 特效穴位按摩

### ○按揉太陽穴

【位置】在頭側，眉梢與眼外角中間，向後約 1 橫指的凹陷中。

【按摩方法】被按摩者取坐位或仰臥位，按摩者在被按摩者頭後，兩手中指同時著力，沿順時針方向揉按太陽穴約 2 分鐘，然後沿逆時針方向揉按約 2 分鐘，以局部有酸脹感為佳。

【功效】治療感冒發熱、頭痛頭暈、目赤腫痛等。

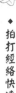

◆拍打經絡快速祛病

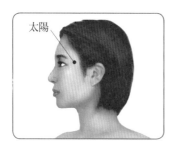

太陽

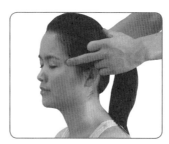

### ○按揉聽宮穴

【位置】聽宮穴位於頭部側面耳屏前部，張口凹陷處。

【按摩方法】按摩者用兩手拇指按在左右翳風穴上，食指按在聽宮穴上，沿順時針方向按揉約 2 分鐘，然後沿逆時針方向按揉約 2 分鐘。

【功效】治療耳鳴、耳痛、耳聾、三叉神經痛、頭痛等。

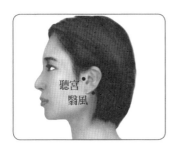
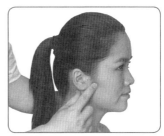

## 局部按摩

### ○掃散膽經

被按摩者取仰臥位，按摩者掃散頭兩側膽經約 1 分鐘。施術時雙手拇指伸直，置於施治部位經絡，拇指在前循經引路，其餘四指在腕關節的自然擺動下隨腕擺動掃散，輕摩浮動。

▼掃散膽經

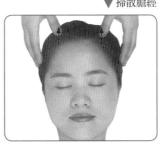

# 慢性疲勞綜合徵

慢性疲勞綜合徵是現代快節奏生活方式下出現的一組以長期極度疲勞為突出表現的全身性症候群，可伴有頭暈、頭痛、失眠、健忘、低熱、肌肉關節疼痛和多種神經精神症狀。基本特徵為長時間極度疲勞，休息後不能緩解，理化檢查沒有器質性病變。本病多發於20～50歲的群體，與長期過度勞累（包括腦力和體力）、飲食生活不規律、工作壓力和心理壓力過大等精神環境因素以及應激等造成的神經、內分泌、免疫、消化、循環、運動等系統的功能紊亂關係密切。

## 特效穴位按摩

### ○點按百會穴

【位置】兩耳尖連線與前後正中線交點。

【按摩方法】被按摩者取坐位，按摩者在其後面，用拇指按壓百會穴半分鐘，先沿順時針方向按揉1分鐘，然後沿逆時針方向按揉1分鐘，以酸脹感向頭部四周放散為佳。

【功效】治療頭痛、偏頭痛、眩暈、禿頭、驚悸、健忘、中風、耳鳴、失眠、鼻塞、脫肛、痔瘡、泄瀉等。

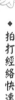
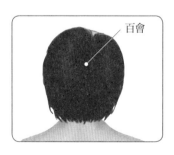

百會

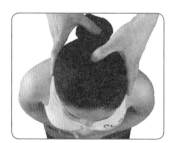

○點按四神聰穴

【位置】在頭頂部，兩耳尖連線的中點就是百會穴，百會穴前、後、左、右各1寸處，共4個穴位，統稱四神聰。

【按摩方法】被按摩者取坐位，按摩者用雙手的食指和中指分別對準四神聰的4個穴位，持續點揉1分鐘，以局部有酸脹感為佳。

【功效】治療神經衰弱、失眠不寐、眩暈、健忘、耳鳴、耳聾等。

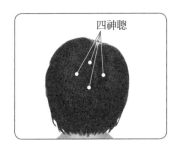
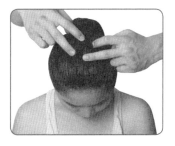

## 局部按摩

### ○捏脊

被按摩者取俯臥位，按摩者站於被按摩者體側。兩手三指中節橈側橫抵於皮膚，拇指置於三指下方的皮膚處，於骶尾部長強處用兩手共同捏拿肌膚，循脊椎捻動上移，直至大椎穴。每次反覆捏脊4～7遍。

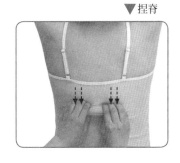

▼捏脊

# 抑鬱症

抑鬱症是由各種原因引起的以抑鬱為主要症狀的一種心境障礙或情感性障礙。其表現以心境低落為主，與處境不相稱，可以從悶悶不樂到悲痛欲絕，甚至發生表情木僵。嚴重者可出現幻覺、妄想等精神病性症狀。某些病例的焦慮與精神運動性激越很顯著。抑鬱症是一種常見疾病，每十位男性中就有一位可能患有抑鬱，而女性則每五位中就有一位患有抑鬱。抑鬱症嚴重困擾患者的生活和工作，給家庭和社會帶來沉重的負擔，約15%的抑鬱症患者死於自殺。

## 特效穴位按摩

### ○點揉印堂穴

【位置】印堂穴在兩眉頭連線的中點。

【按摩方法】取仰臥位或坐位，用中指螺紋面按於印堂穴，先沿順時針方向按揉2分鐘，按後再點按半分鐘，以酸脹感為度。

【功效】治療抑鬱，感冒，血管性頭痛，額竇炎，眶上神經痛，急、慢性鼻炎，鼻出血，鼻息肉等。

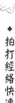

◆ 拍打經絡快速祛病

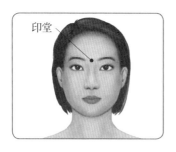

印堂

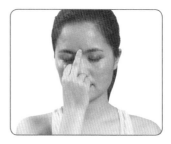

## ○按揉膻中穴

【位置】胸部正中線上，兩乳頭連線與胸骨中線交點處。

【按摩方法】取坐位或仰臥位，用右手拇指指腹或大魚際按揉膻中穴，沿順時針方向，指力由輕到重再輕，約2分鐘。

【功效】治療抑鬱、呼吸困難、咳嗽、胸部疼痛、乳腺增生、乳房疼痛、缺乳症、心悸等。

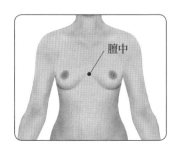
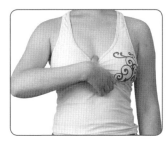

膻中

## 局部按摩

### ○掃散膽經

被按摩者取仰臥位，按摩者掃散頭兩側膽經約1分鐘。施術時雙手拇指伸直，置於施治部位經絡，拇指在前循經引路，其餘四指在腕關節的帶動下罷動掃散，輕摩浮動。

此法可調節少陽經氣，通調氣機。

▼掃散膽經

# 腎虛早衰

腎虛早衰是指由於各種原因導致中醫所講的「腎虛」症候，以致身體過早地衰老。中醫「腎」的概念，涵蓋了人體的生殖、神經、骨骼等多個組織、器官。腎虛早衰的主要表現為機體免疫力降低、記憶力減退、性功能低下等症狀。

腎是生命的原動力，為了延緩身體的衰老，一定要防止腎虛的發生。

## 特效穴位按摩

### ○點揉命門穴

【位置】腰部，第 2 腰椎棘突下緣的骨縫中。

【按摩方法】被按摩者俯臥，按摩者用大拇指沿順時針方向按揉 2 分鐘，然後沿逆時針方向按揉 2 分鐘，局部有明顯酸脹感為佳。

【功效】治療腰痠腿軟、腰肌勞損、腰椎間盤突出症、棘間韌帶炎、下肢腫脹、全身疲勞、陽痿、滑精、早洩、月經不調、小腹冷痛等。

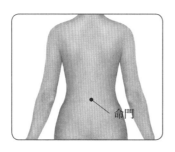

命門

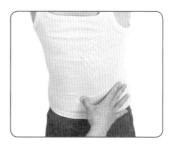

○按揉中脘穴

【位置】在胸骨下端和肚臍連接線中點處。

【按摩方法】被按摩者俯臥，按摩者拇指按在中脘穴位上，按揉約 2 分鐘，以局部感到酸脹感為佳。

【功效】此穴為胃之募穴，善於培補中氣。治療抑鬱、腹脹、腹痛、腹瀉、反酸、嘔吐、便秘等。

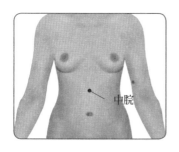
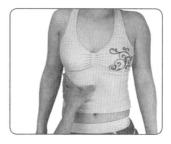

○按揉神闕穴

【位置】肚臍中央。

【按摩方法】被按摩者平躺，按摩者用拇指或中指按揉神闕穴 1 分鐘，然後將掌心置於神闕穴，以手掌按揉 2 分鐘，以局部感到發熱為佳。

【功效】治療慢性疲勞、腎虛早衰、腹痛、腹瀉、脫肛等。

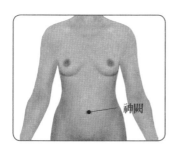
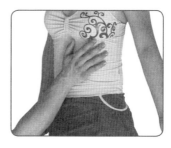

# 肥胖症

　　單純性肥胖症是指無明顯誘因而體內脂肪堆積過多、體重超重的一種病症，臨床一般以超過標準體重20%者為肥胖。人體標準體重的計算公式是：BMI=體重（公斤）/身高（公分）的平方。肥胖症可始於任何年齡，但以40～50歲女性多見。

　　引起肥胖的原因分兩類：一類是病理性致肥，主要是因為內分泌失調，體內脂肪代謝障礙；另一類是生理性致肥，主要是因為飲食失控，致使體內脂肪過量堆積。

## 特效穴位按摩

### ○點揉天樞穴

【位置】肚臍兩側約3橫指寬處。

【按摩方法】被按摩者仰臥，按摩者用拇指或中指按壓天樞穴約半分鐘，然後沿順時針方向按揉約2分鐘，以局部感到酸脹並向整個腹部放散為佳。

【功效】治療腹痛、腹脹、便秘、腹瀉、痢疾、月經不調、痛經等。

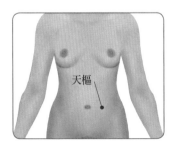

天樞

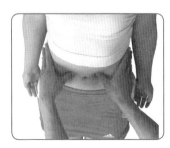

## 局部按摩

### ○推按腹部

被按摩者取仰臥位，按摩者兩手併攏，自然伸直，左手掌於右手背上，右手掌指平貼於腹部，用力向前下方推按，由上而下慢慢沿腹中線向下推壓至小腹，反覆推按30 次。施術時沉肩、垂臂，動作聯貫，力度以被按摩者能耐受為度。

### ○揉捏腹部

被按摩者取仰臥位，按摩者兩手從肚臍到腹部兩側，揉捏多餘的贅肉，反覆揉捏約 5 分鐘。施術時以掌根置於腹部，下壓同時施以旋轉揉動，揉動的同時配合拇指與其餘四指指腹著力於施治部位，加以捏拿，作用層次在脂肪。

▼推按腹部　　　　　　　▼揉捏腹部

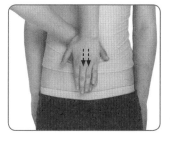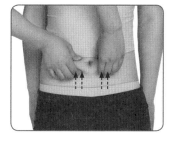

### 小叮嚀

　　體重超重的人日常飲食要節制，不要暴飲暴食；養成運動的習慣，快走、跳繩都是不錯的運動；如果想局部減肥，除了局部按摩之外，最好加一些器械訓練。

# 糖尿病

糖尿病是一種與遺傳密切相關的全身慢性代謝性疾病。其基本病理為胰島素分泌的相對或絕對不足，而導致糖、脂肪和蛋白質代謝的紊亂。其典型症狀可概括為「三多一少」，即多尿、多飲、多食及體重減少。糖尿病是危害人類健康最廣泛的疾病之一，見於任何年齡，以中老年人居多。女性早期糖尿病可出現外陰瘙癢及月經不調等症狀。

## 特效穴位按摩

### ○按揉胰俞穴

【位置】在背部，當第8胸椎棘突下，左右2橫指寬處。

【按摩方法】兩手握拳，用中指的掌指關節突起點於胰俞穴，沿順時針方向按揉約2分鐘，以局部酸脹感為度。

【功效】主治急、慢性胃炎，胃、十二指腸潰瘍，胃神經症，急、慢性胰腺炎，神經性嘔吐、膈肌痙攣、支氣管炎、胸膜炎、肋間神經痛、帶狀疱疹、糖尿病、慢性咽炎等。

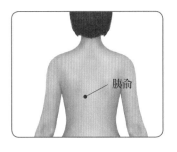

胰俞

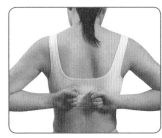

### ○按揉脾俞穴

【位置】第 11 胸椎棘突下，左右 2 橫指寬處。

【按摩方法】取坐位或立位，雙手中指分別按於兩側脾俞穴，用力按揉 30～50 次；或握拳用食指掌指關節突按揉穴位；或握空拳揉擦穴位 30～50 次，擦至局部有熱感為佳。

【功效】治療胃痛、腹脹、腹瀉、嘔吐、痢疾、便血等。

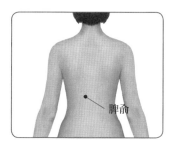
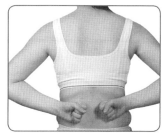

### ○按揉胃俞穴

【位置】第 12 胸椎棘突下，左右 2 橫指寬處。

【按摩方法】取坐位或立位，雙手中指分別按於兩側胃俞穴，用力按揉 30～50 次；或握拳用食指掌指關節突按揉穴位；或握空拳揉擦穴位 30～50 次，擦至局部有熱感為佳。

【功效】對糖尿病、低血壓等慢性疾病有很好的療效。

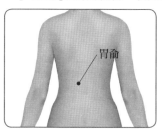
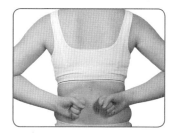

## ○按揉中脘穴

【位置】胸骨下端和肚臍連接線中點處。

【按摩方法】取坐位或仰臥位,用食指或中指向下按壓中脘穴半分鐘,然後沿順時針方向按揉約 2 分鐘,以局部有酸脹感為佳。

【功效】治療糖尿病、低血壓。

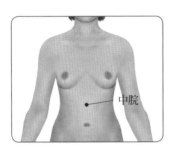 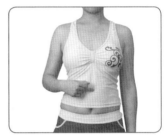

## ○按揉氣海穴

【位置】肚臍下約 2 橫指寬處。

【按摩方法】中指指端放於氣海穴,沿順時針方向按揉 2 分鐘,揉至發熱時療效佳。

【功效】治療腹痛、腹脹、便秘、腹瀉、糖尿病,婦女月經不調、痛經、閉經,男子陽痿、早洩、遺精等。

◆ 拍打經絡快速袪病

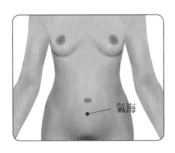 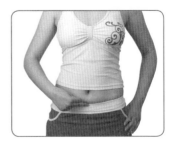

○點按足三里穴

【位置】脛骨外側，在膝眼下方約 3 橫指寬處。

【按摩方法】取坐位，用雙手的拇指尖，分別按於兩側足三里穴，徐徐用力，持續 1 分鐘。

【功效】具有促進胃腸消化與吸收、促進糖原代謝、增強體質等作用。

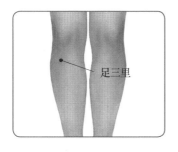
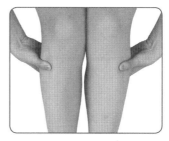

## 輔助穴位

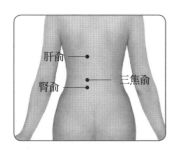
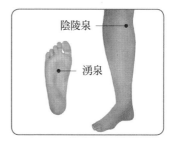

## 局部按摩

○摩腹

取仰臥位，兩手掌重疊著力，置於上腹部，從左向右，自上而下，反覆摩動約 10 分鐘。

# 高血壓

高血壓是以體循環動脈血壓升高為主的心血管疾病。血壓高於 140/90mmHg 就可以診斷為高血壓。高血壓最早出現的症狀是頭痛、頭暈、頸項僵硬等，煩躁、耳鳴、健忘等也是高血壓的常見症狀。

高血壓主要是由於情志失調、飲食失節和內傷虛損導致肝腎功能失調所引起的。因此，經絡按摩防治高血壓以調補肝腎為主，平衡陰陽為輔。

## 特效穴位按摩

### ○揉捏風池穴

【位置】頸後兩側枕骨下方，髮際的兩邊大筋外側凹陷處即是。

【按摩方法】被按摩者取坐位，按摩者在被按摩者頭後，一手扶住被按摩者前額，另一手用拇指和食指分別置於被按摩者的風池穴處，揉捏半分鐘左右，以局部有酸脹感為佳。

【功效】治療高血壓頭暈、頭脹痛、面部烘熱、耳中鳴響、感冒、頸項強痛、目赤腫痛等。

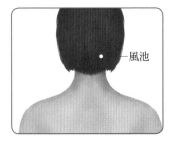
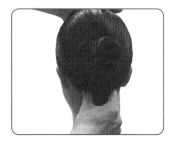

風池

## ○按揉曲池穴

【位置】屈曲肘關節，在肘橫紋的外側頭。

【按摩方法】按摩者左手托住被按摩者手臂，用右手拇指沿順時針方向按揉曲池穴2分鐘，然後沿逆時針方向按揉2分鐘，左右手交替，以局部感到酸脹為佳。

【功效】治療高血壓頭痛、頭暈、面紅目赤、咽喉腫痛等。

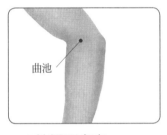

曲池

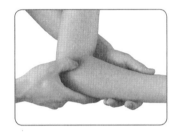

## ○按揉百會穴

【位置】兩耳尖連線與前後正中線交點，頭頂中間凹陷處。

【按摩方法】被按摩者取坐位，按摩者在其身後，用拇指按壓百會穴半分鐘，先按順時針方向按揉1分鐘，然後按逆時針方向按揉1分鐘，以酸脹感向頭部四周放散為佳。

【功效】治療高血壓頭痛、眩暈、驚悸、健忘、低血壓等。

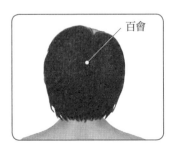

百會

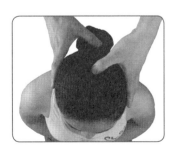

### ○按揉陰陵泉

【位置】膝蓋內下側，脛骨內側突起的下緣凹陷中。

【按摩方法】被按摩者取仰臥位或坐位，膝蓋稍屈曲，按摩者以拇指沿順時針方向按揉陰陵泉約 2 分鐘，然後沿逆時針方向按揉約 2 分鐘，以局部感到酸脹為佳。

【功效】治療高血壓頭痛、頭暈、脾氣急躁、腹脹等。

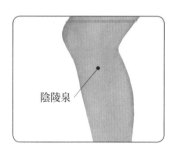
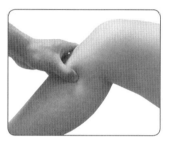

陰陵泉

### ○按揉三陰交穴

【位置】小腿內側，脛骨後緣，內踝尖直上 4 橫指。

【按摩方法】被按摩者仰臥，按摩者用拇指端著力，先按順時針方向按揉三陰交約 2 分鐘，然後按逆時針方向按揉 2 分鐘，以局部有酸脹感為佳。

【功效】治療高血壓頭痛、頭暈、脾氣急躁、失眠等。

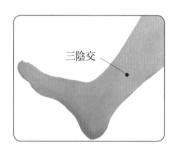
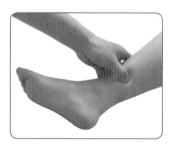

三陰交

## ○按揉太衝穴

【位置】腳背面，第 1、2 腳趾根部結合處後方的凹陷處。

【按摩方法】按摩者握住前足，用大拇指或食指點按太衝穴半分鐘，先按順時針方向按揉 1 分鐘，再按逆時針方向按揉 1 分鐘。

【功效】治療高血壓頭痛、頭暈、偏頭痛、月經不調、痛經等。

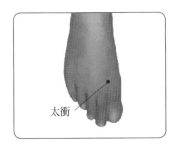
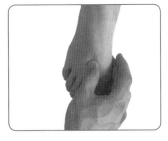

### 輔助穴位

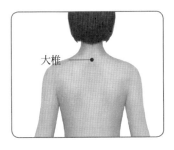
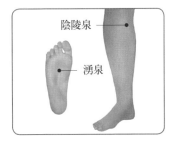

### 局部按摩

#### ○梳理頭部

雙手十指微微張開，輕輕用力，自前而後梳理頭髮直到頭枕部 100 次。

# 中風後遺症

中風是以猝然昏倒、不省人事、半身不遂、口眼喎斜、語言不利為主要症狀的病症。病輕者可無昏仆而僅見半身不遂及口眼喎斜等症狀。

中風後遺症包括腦血栓、腦栓塞、腦出血和蛛網膜下隙出血等後遺症。腦血栓的形成主要是由於腦動脈粥樣硬化、管壁粗糙或管腔變窄所引起的，60歲以上的患者多見。腦栓塞是心臟病常見的併發症，多見於青壯年。腦出血又稱腦溢血，是由於腦動脈血管非外傷性的破裂，血液進入腦實質內而發生的疾病。

## 特效穴位按摩

### ○按揉曲池穴

【位置】屈曲肘關節，在肘橫紋的外側頭。

【按摩方法】按摩者左手托住被按摩者手臂，用右手拇指沿順時針方向按揉曲池穴2分鐘，然後再沿逆時針方向按揉2分鐘，左右手交替，以局部感到酸脹為佳。

【功效】治療牙痛、咽喉腫痛、偏頭痛、頭暈等。

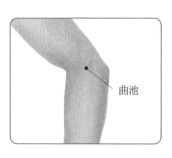

曲池

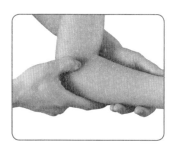

拍打經絡快速祛病

## ○點按天突穴

【位置】頸部，在胸骨上窩的凹陷中。

【按摩方法】被按摩者取仰臥位或坐位，按摩者用中指點按天突穴 1 分鐘，以不感到難受為宜。

【功效】治療咽喉炎、支氣管哮喘、支氣管炎、甲狀腺腫大、食道炎、咽部異物感等。

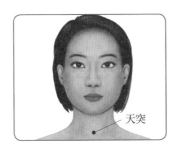
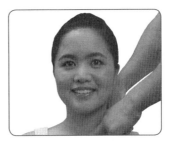

## ○按揉肩貞穴

【位置】手臂內收時，腋後紋頭上 1 大拇指寬處。

【按摩方法】被按摩者取坐位，按摩者站於被按摩者疼痛肩膀一側，大拇指沿順時針方向按揉肩貞穴約 2 分鐘，然後再沿逆時針方向按揉約 2 分鐘，以局部感到酸脹為佳。

【功效】治療肩周炎、肩膀疼痛、肩膀不能伸舉等。

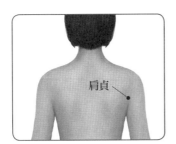
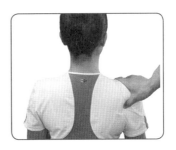

◎點揉外關穴

【位置】在腕關節橫紋上約 3 橫指寬處，手臂外側正中。

【按摩方法】按摩者用右手托住被按摩者手指，用左手拇指點揉外關穴約 1 分鐘，然後沿順時針方向按揉約 1 分鐘，再沿逆時針方向按揉約 1 分鐘，以酸脹感向腕部和手放散為佳。

【功效】治療手臂痛、腕關節扭傷、腕關節下垂等。

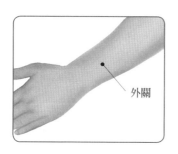

外關

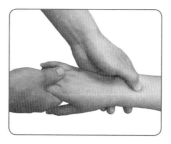

## 輔助穴位

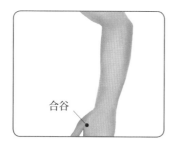

合谷

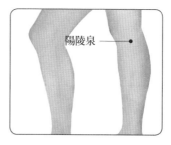

陽陵泉

# 低血壓

低血壓指血壓低於 90/60mmHg，一般說的低血壓是指血壓長期偏低。低血壓分急性和慢性兩種，慢性者多因體質消瘦、體位突然變化、內分泌功能紊亂、慢性消耗性疾病及營養不良、心血管疾病或居住高原地區等因素引起。中醫認為慢性患者多為虛證，多由脾胃失健、肝腎不足、氣血兩虛等原因造成，均血壓低並伴有其他全身症狀。

## 特效穴位按摩

### ○按揉百會穴

【位置】兩耳尖連線與前後正中線交點。

【按摩方法】被按摩者取坐位，按摩者在其身後，用拇指按壓百會穴半分鐘，先沿順時針方向揉 1 分鐘，然後再沿逆時針方向揉 1 分鐘，以酸脹感向頭部四周放散為佳。

【功效】治療低血壓眩暈、眼花、頭痛、驚悸、健忘、中風、耳鳴、失眠等。

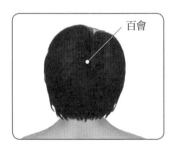

百會

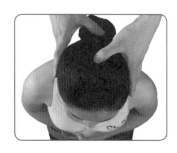

## ○按揉心俞穴

【位置】兩肩胛骨內側第五胸椎棘突下旁開 2 橫指寬處。

【按摩方法】被按摩者俯臥，按摩者站於一旁，雙手拇指沿順時針方向按揉心俞穴 2 分鐘，再沿逆時針方向按揉 2 分鐘，以局部感覺酸脹、發熱為佳。

【功效】治療低血壓頭暈、心慌、心痛、心悸氣短。

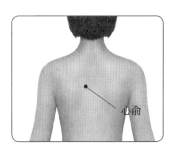
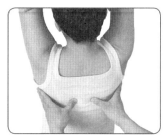

## ○指推膻中穴

【位置】兩乳頭連線中點。

【按摩方法】被按摩者仰臥，按摩者站於一旁，用拇指自上而下推膻中穴約 2 分鐘，以脹麻感向兩側乳房放散為佳。

【功效】治療低血壓心悸、心慌、呼吸氣短、咳嗽、胸部疼痛、乳腺增生、乳房疼痛、缺乳症、肥胖、消瘦等。

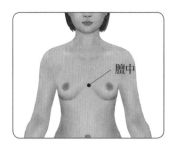
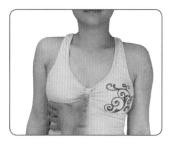

◎點按中脘穴

【位置】胸骨下端和肚臍連線中點。

【按摩方法】被按摩者仰臥，按摩者先用拇指或中指點按中脘穴 1 分鐘，然後沿順時針方向按揉 1 分鐘，再沿逆時針方向按揉 1 分鐘，以局部有酸脹感為佳。

【功效】治療低血壓、貧血、腹脹、腹痛、腹瀉等。

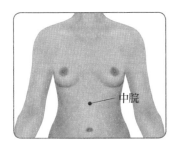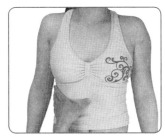

◎點按關元穴

【位置】從肚臍到恥骨上方畫一線，將此線 5 等分，從肚臍往下 3/5 處取穴。

【按摩方法】被按摩者仰臥，按摩者站於一旁，用拇指或中指點按關元穴 1 分鐘，以局部有酸脹感為宜。

【功效】治療低血壓、四肢不溫、神經衰弱、失眠等。

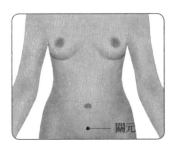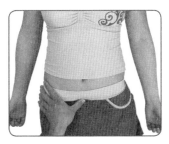

○按揉足三里穴

【位置】脛骨外側，在膝蓋下方約 4 橫指寬處。

【按摩方法】被按摩者平躺或膝蓋稍屈曲，按摩者用拇指沿順時針方向按揉約 2 分鐘，然後再沿逆時針方向按揉約 2 分鐘，以局部有酸脹感為佳。

【功效】治療貧血、低血壓、腹瀉等。

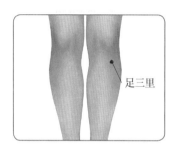

足三里

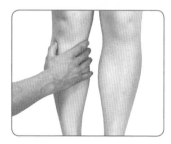

## 輔助穴位

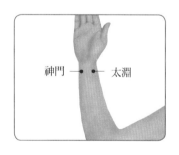

神門　太淵

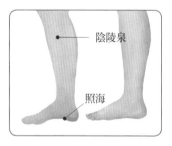

陰陵泉

照海

## 局部按摩

### ○掐人中急救

低血壓暈倒時急救：持續點按鼻尖部，加上掐按人中，直到患者清醒為止。

第 **4** 章

舒筋活血，
祛除筋骨肌肉痛

# 頸椎病

頸椎病是長期低頭工作人群的高發病，由於長期低頭，頸部肌肉疲勞，頸椎逐漸開始退變，出現各種症狀。其主要症狀是頸部疼痛、感覺發木，有的人會有頭暈、噁心的症狀。頸椎病是上班族的多發病，特別是經常面對電腦、伏案工作的人。雖然按摩可以有效地緩解症狀，但是一旦出現四肢無力的情況，還是需要馬上就醫。

## 特效穴位按摩

### ○揉捏風池穴

【位置】頸後兩側枕骨下方，髮際的兩邊大筋外側凹陷處即是。

【按摩方法】被按摩者取坐位，按摩者在被按摩者頭後，一手扶住被按摩者前額，另一手用拇指和食指分別置於被按摩者的風池穴處，揉捏半分鐘左右，以局部有酸脹感為佳。

【功效】治療頭暈、頭脹痛、頸項強痛不適、頸椎活動受限、頸椎怕風怕冷、耳中鳴響、目赤腫痛等。

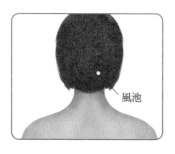
風池

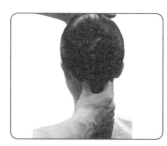

◆ 拍打經絡快速祛病

### ○按揉肩井穴

【位置】後頸根部第 7 頸椎與肩峰之間的中點。

【按摩方法】被按摩者取坐位，按摩者用雙手拇指按壓肩井穴約 1 分鐘，然後按揉約 2 分鐘，以局部感到酸脹為佳。

【功效】治療頸椎病頭項強痛、頸椎活動受限、肩背部痠痛、肩周炎、肩膀疼痛不能伸舉、乳房紅腫疼痛等。

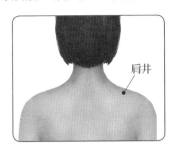
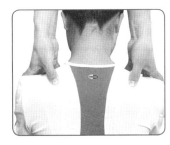

### ○按揉天宗穴

【位置】兩手食指、中指、無名指、小指搭在被按摩者肩膀上，拇指自然向下，拇指指端所指部位。

【按摩方法】被按摩者取坐位或俯臥位，按摩者兩手拇指先沿順時針方向輕輕按揉天宗穴 1 分鐘，然後再沿逆時針方向按揉 1 分鐘。

【功效】治療頸椎病頸部僵痛、肩胛部疼痛等。

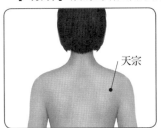
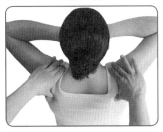

### ○按揉曲池穴

【位置】屈曲肘關節，在肘橫紋的外側頭。

【按摩方法】按摩者左手托住被按摩者手臂，用右手拇指沿順時針方向按揉曲池穴 2 分鐘，然後再沿逆時針方向按揉 2 分鐘，左右手交替，以局部感到酸脹為佳。

【功效】治療頸椎疼痛、上肢過電樣疼痛、手臂麻木等。

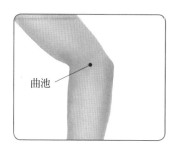

曲池

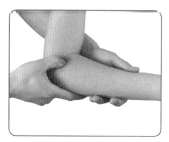

### ○掐揉合谷穴

【位置】手背部，拇指與食指的根部交接處，肌肉最高點。

【按摩方法】按摩者用一手拇指指腹掐揉被按摩者合谷穴 30 次，兩手交替，以局部感到酸脹為宜。

【功效】治療頸椎和手臂麻木、疼痛、鼻炎、頭痛、牙痛、青春痘、眼睛疲勞、打嗝等。

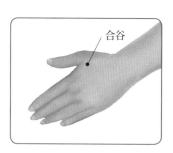

合谷

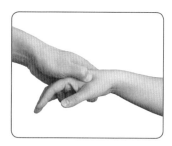

◆ 拍打經絡快速祛病

# 肩周炎

肩周炎是在長頭肌腱炎、岡上肌肌腱炎等軟組織勞損或外傷的基礎上發病的，是中老年的常見病，又叫做「五十肩」、「漏肩風」等。肩關節周圍的無菌性炎症使局部出現充血、水腫、滲出、粘連，由於疼痛活動減少，使肩關節活動不充分，逐漸發生肩關節囊的粘連。肩周炎常在勞累或肩膀受涼後出現，症狀主要表現為肩關節周圍疼痛，逐漸出現肩關節活動不利，不能後背、上舉、梳頭等，睡覺時疼痛加重。老伴兒老伴兒，老了才是伴兒，為患有肩周炎的老伴服務一下吧，心暖了，肩痛也會好一點！

## 特效穴位按摩

### ○按揉肩井穴

【位置】後頸根部第 7 頸椎與肩峰之間的中點。

【按摩方法】被按摩者取坐位，按摩者用雙手拇指按壓肩井穴約 1 分鐘，然後按揉約 2 分鐘，以局部感到酸脹為佳。

【功效】治療肩背部痠痛、肩周炎、肩膀疼痛、不能伸舉、頸椎病頭項強痛、頸椎活動受限、乳房紅腫疼痛等。

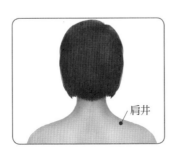

肩井

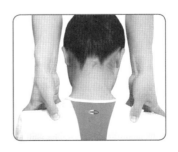

第 4 章 ◆ 舒筋活血，祛除筋骨肌肉痛

### ○按揉肩貞穴

【位置】手臂內收時，腋後紋頭上 1 大拇指寬處。

【按摩方法】被按摩者取坐位，按摩者站於被按摩者疼痛肩膀一側，用大拇指沿順時針方向按揉肩貞穴約 2 分鐘，然後再沿逆時針方向按揉約 2 分鐘，以局部感到酸脹為佳。

【功效】治療肩周炎、肩膀疼痛、肩膀不能伸舉等。

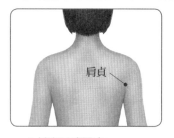
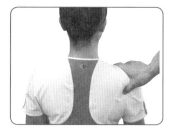

### ○按揉肩髃穴

【位置】上臂外展 90 度時，肩部最高點前下緣的凹陷處。

【按摩方法】被按摩者取坐位，按摩者站於被按摩者肩膀疼痛一側，用大拇指沿順時針方向按揉肩穴約 2 分鐘，然後再沿逆時針方向按揉約 2 分鐘，以局部感到酸脹為佳。

【功效】治療肩周炎、肩膀疼痛、不能伸舉等。

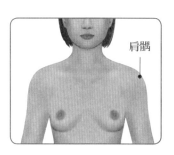
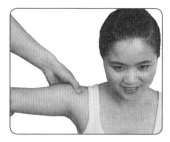

### ○按揉肩髎穴

【位置】上臂外展 90° 時，在肩部最高點後下緣的凹陷處。

【按摩方法】被按摩者坐位，按摩者站於被按摩者肩膀疼痛一側，大拇指順時針方向按揉肩髎穴約 2 分鐘，然後逆時針方向按揉約 2 分鐘，以局部感到酸脹為佳。

【功效】治療肩周炎、肩膀疼痛、肩部肌肉萎縮等。

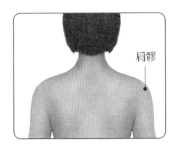
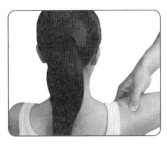

### ○按揉曲池穴

【位置】屈曲肘關節，在肘橫紋的外側頭。

【按摩方法】按摩者左手托住被按摩者手臂，用右手拇指沿順時針方向按揉曲池穴 2 分鐘，然後再沿逆時針方向按揉 2 分鐘，左右手交替，以局部感到酸脹為佳。

【功效】治療頸椎疼痛、上肢過電樣疼痛等。

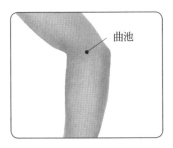
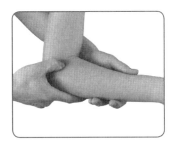

# 風濕痛

風濕痛是風濕性關節炎的主要症狀，表現為關節腫脹變大、疼痛明顯。關節炎發作的時候關節皮膚紅腫、發熱、關節疼痛明顯。關節病變除有疼痛外還伴有腫脹和活動障礙，呈發作與緩解交替的慢性病程。由於患者的血液循環不通暢，導致肌肉或者組織所需要的營養無法通由液循環來輸送，致使患者肌肉缺少營養而加速老化變得僵硬，嚴重的會導致患者肌肉和血管萎縮，部分患者可出現關節致殘和內臟功能衰竭。除了服藥之外，按摩也能達到緩解疼痛的效果。

## 特效穴位按摩

### ○按揉大椎穴

【位置】在頸椎根部，第 7 頸椎下緣，鼓起最明顯的骨頭下緣。

【按摩方法】被按摩者取坐位並低頭，按摩者站於其身後，用大拇指沿順時針方向按揉大椎穴約 2 分鐘，然後再沿逆時針方向按揉約 2 分鐘，以局部感到酸脹為佳。

【功效】治療風濕發熱、怕冷、頸項痛、痤瘡等。

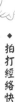

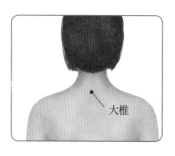

大椎

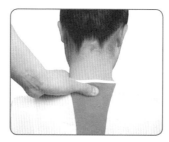

## ○按揉膈俞穴

【位置】背部，第 7 胸椎棘突下旁開 2 橫指，平肩胛下角。

【按摩方法】被按摩者取俯臥位，按摩者站於一側，兩手拇指先沿順時針方向按揉兩側膈俞穴 2 分鐘，再沿逆時針方向按揉 2 分鐘，以局部有酸脹感為宜。

【功效】治療風濕病、全身關節疼痛、背部瘀血疼痛等。

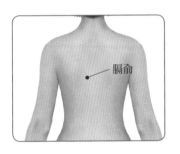
膈俞
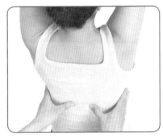

## ○按揉曲池穴

【位置】屈曲肘關節，肘橫紋外側頭。

【按摩方法】按摩者左手托住被按摩者手臂，用右手拇指先沿順時針方向按揉曲池穴 2 分鐘，再沿逆時針方向按揉 2 分鐘，左右手交替，以局部感到酸脹為佳。

【功效】治療關節風濕性紅腫疼痛、手臂痛等。

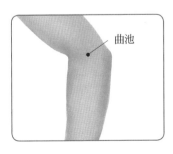
曲池
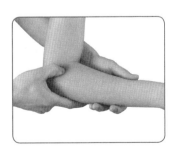

## ○按揉血海穴

【位置】大腿內側，膝蓋骨往上約 3 橫指寬處。

【按摩方法】按摩者用雙手拇指先按順時針方向按揉被按摩者血海穴約 1 分鐘，再按逆時針方向按揉約 1 分鐘，以局部有酸脹感為宜。

【功效】治療膝關節紅腫疼痛、低血壓、貧血等。

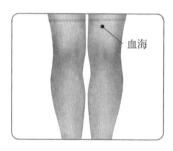
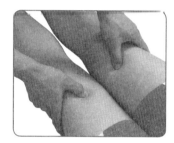

血海

## ○按揉足三里穴

【位置】脛骨外側，在膝蓋下方約 4 橫指寬處。

【按摩方法】被按摩者平躺或膝蓋稍屈曲，按摩者用拇指先按順時針方向按揉約 2 分鐘，再按逆時針方向按揉約 2 分鐘，以局部感到酸脹為佳。

【功效】治療全身大關節游走性疼痛、貧血、低血壓等。

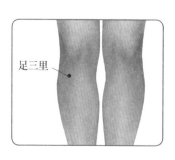
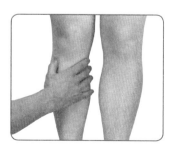

足三里

◆ 拍打經絡快速祛病

### ○按揉陽陵泉穴

【位置】膝蓋斜下方，小腿外側的腓骨頭稍前凹陷中。

【按摩方法】按摩者用大拇指先按順時針方向按揉陽陵泉約 2 分鐘，再按逆時針方向按揉約 2 分鐘，以局部有酸脹感為佳。

【功效】治療風濕痛、下肢或全身水腫、腰痛、坐骨神經痛等。

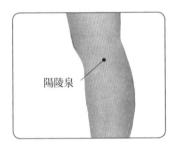

陽陵泉

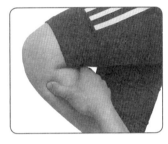

## 局部按摩

### ○按摩上肢

被按摩者仰臥，兩手臂自然伸直置於身體兩旁。按摩者可先在右側用揉法從手背向上沿腕背、前臂至肘關節往返 3～5 次，然後被按摩者翻掌再以揉法施治，並配合肘、腕、掌指關節的被動運動；在肘、腕部按揉 1～2 分鐘並配合肘關節的伸屈和腕關節的搖動。然後揉、捻被按摩者每一手指關節與掌指關節並配合小關節的搖動，最後再搖肩關節，搓上肢 3～5 次。左右相同。

# 手臂痛

手臂是體力勞動者常見的疼痛部位之一，尤其是家庭婦女，既要做家務，又要哄抱孩子，手臂的勞動量大，很容易使手臂肌肉疲勞，從而產生慢性炎症。其主要症狀為肘關節稍上方能摸到骨頭處或者前臂肌肉最豐厚地方會經常出現疼痛，疼痛時不能伸展肘關節，擰毛巾時明顯疼痛。

手臂上的穴位很多，當出現疼痛的時候及時按摩，長期堅持，多年的老毛病也能治好。

### 特效穴位按摩

○按揉手三里穴

【位置】屈曲肘關節，在肘橫紋的外側端朝拇指往下約 3 橫指寬處。

【按摩方法】按摩者用右手托住被按摩者手臂，用左手大拇指先按順時針方向按揉手三里穴約 2 分鐘，再按逆時針方向按揉約 2 分鐘，左右手交替，以酸脹感向臂部周圍放散為佳。

【功效】治療前臂痠痛、手臂麻木、網球肘疼痛、腫脹、斑疹、發熱等。

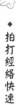

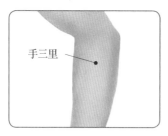

手三里

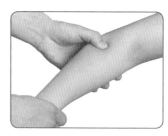

### ○按揉曲池穴

【位置】屈曲肘關節，在肘橫紋的外側頭。

【按摩方法】按摩者左手托住被按摩者手臂，用右手拇指先按順時針方向按揉曲池穴 2 分鐘，再按逆時針方向按揉 2 分鐘，左右手交替，以局部感到酸脹為佳。

【功效】治療頸椎疼痛、上肢過電樣疼痛、手臂麻木等。

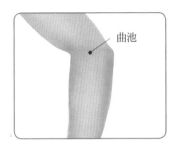
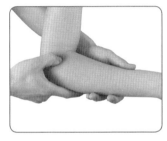

### ○點按尺澤穴

【位置】微屈曲肘關節，在肘橫紋上，肱二頭肌腱外側緣凹陷處。

【按摩方法】按摩者右手托住被按摩者手臂，用左手拇指點按尺澤穴 2 分鐘，左右手交替，以局部感到酸脹為佳。

【功效】治療手臂疼痛、肘關節疼痛、咽喉腫痛等。

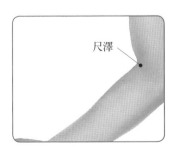
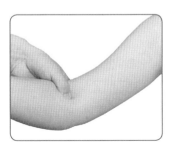

○按揉孔最穴

【位置】手掌向上，腕橫紋上方肱二頭肌外側 9 橫指寬處。

【按摩方法】按摩者取坐位或仰臥位，伸展前臂掌心向上，按摩者以手指或指節向下按壓，或順時針方向按揉約 2 分鐘，以局部感到酸脹為佳。

【功效】治療網球肘、前臂痠痛、痔瘡、哮喘、咳嗽等。

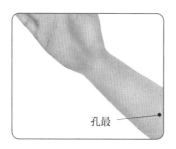

孔最

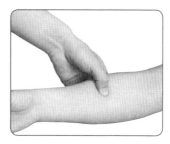

○掐揉列缺穴

【位置】兩手虎口交叉，一手食指按在另一手腕關節上，食指尖下凹陷處。

【按摩方法】按摩者一手托住被按摩者手腕，用另一手拇指和食指掐揉列缺穴約 1 分鐘，然後按揉約 1 分鐘。

【功效】治療腕關節疼痛、活動疼痛、咽喉腫痛等。

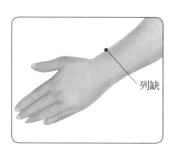

列缺

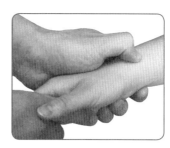

◆ 拍打經絡快速袪病

### ○掐揉合谷穴

【位置】手背部，拇指與食指的根部交接處，肌肉最高點即是。

【按摩方法】按摩者用一手拇指指腹掐揉被按摩者合谷穴 30 次，兩手交替，以局部感到酸脹為佳。

【功效】治療手臂麻木、疼痛、網球肘等。

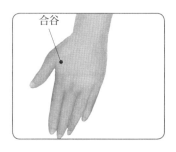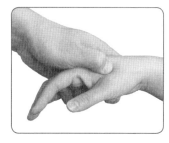

合谷

## 輔助穴位

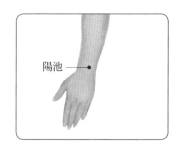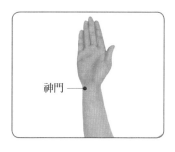

陽池

神門

## 局部按摩

### ○點按痛點

用左手拇指或中指點按疼痛最明顯的部位約 2 分鐘，疼痛較輕時可以按順時針方向按揉，疼痛較重時則由輕到重點按 1 分鐘即可。

# 腕關節扭傷

腕關節扭傷是指腕關節受到外力影響，導致腕關節周圍的韌帶、肌腱等受到損傷，出現內出血或肌腱的輕微撕裂。其主要症狀為腕部腫脹、疼痛，損傷的韌帶、肌腱等處有壓痛，嚴重時腕關節不能活動。腕關節扭傷不僅會對身體造成傷害，也會產生一定的心理陰影，這時最需要的就是進行輕柔而有效的按摩。

## 特效穴位按摩

### ○點揉陽池穴

【位置】在腕背橫紋上，背伸腕關節時手背緊張的肌腱外側緣。

【按摩方法】按摩者一手托住被按摩者手部，用另一手食指點揉陽池穴半分鐘，隨即按順時針方向按揉約 1 分鐘，然後再按逆時針方向按揉約 1 分鐘，以局部感到酸脹為佳。

【功效】治療腕關節疼痛、腕關節活動受限、頭痛、目赤腫痛、耳聾、咽喉腫痛等。

◆拍打經絡快速祛病

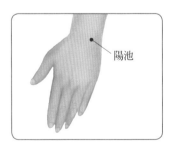

陽池

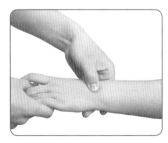

## ○點按腕骨穴

【位置】手背外側，第 5 掌骨基底部，與鉤骨之間的凹陷處。

【按摩方法】按摩者用拇指點按被按摩者腕骨穴約 1 分鐘，直到感覺酸脹為止，左右手交替進行。

【功效】治療手臂痛、腕關節扭傷、腕關節及其周圍軟組織疾病等。

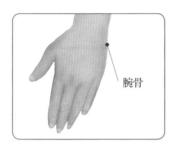
腕骨
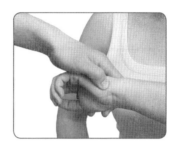

## ○點揉陽谿穴

【位置】拇指上翹時，腕關節背側橫紋上兩根緊張的肌腱之間凹陷處。

【按摩方法】按摩者一手托住被按摩者腕部，另一手拇指點揉陽谿穴半分鐘，隨即以順時針、逆時針方向各按揉約 1 分鐘。

【功效】治療腕關節疼痛、腱鞘炎、前臂疼痛、中風等。

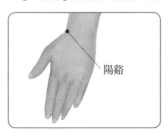
陽谿
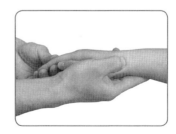

### ○掐按神門穴

【位置】掌心向上，前臂靠小指側的腕橫紋上。

【按摩方法】按摩者用一手拇指掐住被按摩者神門穴約30秒然後鬆開5秒，反覆操作，以酸脹為度，左右手交替。

【功效】治療腕關節扭傷、腕部疼痛、失眠、多夢、神經衰弱、心慌、精神分裂症等。

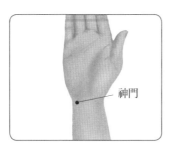
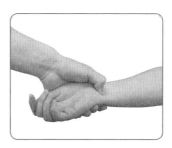

### ○點揉外關穴

【位置】在腕關節橫紋上約3橫指寬處，手臂外側正中。

【按摩方法】按摩者用右手托住被按摩者手指，用左手拇指點揉外關穴約1分鐘，然後按順時針方向按揉約1分鐘，再按逆時針方向按揉約1分鐘，以酸脹感向腕部和手放散為佳。

【功效】治療手臂痛、腕關節扭傷、腕關節下垂等局部損傷。

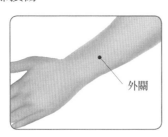
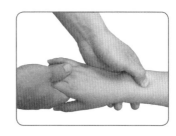

◆ 拍打經絡快速袪病

## ○點揉陽谷穴

【位置】手腕外側，小魚際根部，腕關節突起的骨頭和尺骨頭突起間的凹陷處。

【按摩方法】按摩者用拇指點揉陽谷穴半分鐘，隨即按順時針方向按揉約 1 分鐘，然後再按逆時針方向按揉約 1 分鐘。

【功效】治療腕關節扭傷、腕關節三角軟骨損傷等。

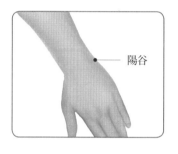
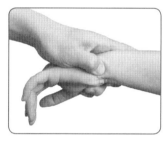

陽谷

### 輔助穴位

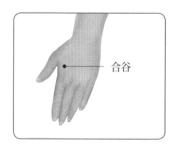
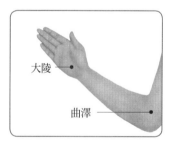

合谷

大陵

曲澤

### 局部按摩

## ○腕部自我捋按

被按摩者自己用另一手大拇指向手指方向捋按患手腕關節背側、掌側以及腕關節內外側的韌帶 36 次，然後點按疼痛最明顯部位 2 分鐘。

# 腰背痛

腰背痛是現在藍領、白領最常見的疼痛症狀之一。長時間維持一個姿勢，腰背部的肌肉就會勞損，產生慢性或急性的肌肉炎症，從而出現腰背痛。其主要症狀是久坐後或者久站後會有很明顯的疼痛感，疼痛嚴重的不能彎腰撿東西，甚至不敢深呼吸。下班回家給腰背的穴位做一點兒按摩，能有效緩解疼痛。

## 特效穴位按摩

### ○揉擦八髎穴

【位置】骶椎4等分，分別為上髎、次髎、中髎和下髎，左右共8個穴位，分別在第1、2、3、4骶後孔中，合稱「八髎穴」。

【按摩方法】被按摩者俯臥，按摩者站於一旁，用拇指點按八髎穴各約10秒，然後用手掌根緊貼骶部一側四穴自上而下揉擦至尾骨兩旁，約1分鐘，兩邊交替進行。

【功效】治療腰骶部疼痛、腰骶部韌帶扭傷、腰肌勞損、骶髂關節疼痛、小便不利、痔瘡等。

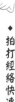

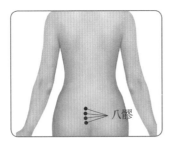

八髎

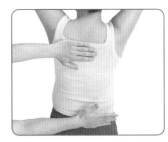

## ○按揉腎俞穴

【位置】第 2 腰椎棘突下旁開 2 橫指寬處，左右各一穴。

【按摩方法】被按摩者俯臥，按摩者用兩手拇指先按壓腎俞穴 1 分鐘，再沿順時針方向按揉 1 分鐘，然後再沿逆時針方向按揉 1 分鐘，以局部感到酸脹為佳。

【功效】治療腰痠腿痛、腰肌勞損、腰椎間盤突出等。

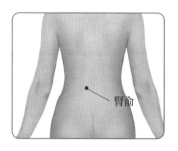
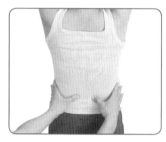

腎俞

## ○按揉命門穴

【位置】腰部，第 2 腰椎棘突下緣的凹陷中。

【按摩方法】被按摩者俯臥，按摩者用大拇指先按順時針方向按揉命門穴 2 分鐘，然後再按逆時針方向按揉 2 分鐘，以局部有酸脹感為佳。

【功效】治療腰痠腿軟、腰肌勞損、腰椎間盤突出等。

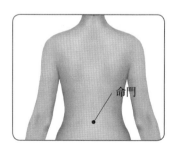
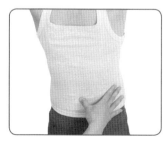

命門

## ○按揉志室穴

【位置】第 2 腰椎棘突下旁開 4 橫指寬處，左右各一穴。

【按摩方法】被按摩者俯臥，按摩者先用兩手拇指重疊按壓志室穴 1 分鐘，再按順時針方向按揉 1 分鐘，然後按逆時針方向按揉 1 分鐘，以局部感到酸脹為佳，左右兩邊交替按摩。

【功效】治療腰背痠痛、腰背部冷痛、腰肌勞損等。

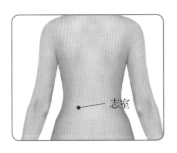 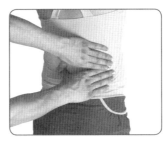

## ○按揉膈俞穴

【位置】第 7 胸椎棘突下旁開 2 橫指，平肩胛下角處即是。

【按摩方法】被按摩者俯臥，按摩者站於一側，兩手拇指先按順時針方向按揉兩側膈俞穴 2 分鐘，再按逆時針方向按揉 2 分鐘，以局部按壓有酸脹感為宜。

【功效】治療背部瘀血疼痛、背部肌肉勞損等。

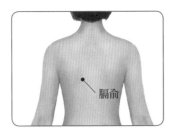 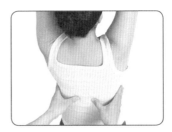

## ○點按委中穴

【位置】膝蓋後面，窩的正中央。

【按摩方法】被按摩者俯臥，按摩者用食指、拇指或中指點按委中穴 10 秒，然後放鬆 3 秒，反覆進行 5～8 次，然後輕輕揉動委中穴約 2 分鐘。

【功效】治療一切腰背部疼痛、腰痠腿痛、下肢腫脹等。

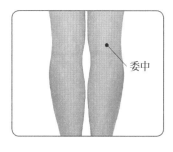
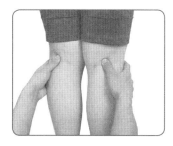

委中

### 輔助穴位

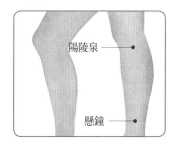
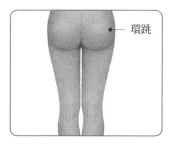

陽陵泉

懸鐘

環跳

### 局部按摩

#### ○背部

被按摩者俯臥，按摩者用雙手手掌以脊柱兩側為起點，向身體外側呈弧狀摩擦、推運，慢慢向腰部進展。反覆做 10 次。

# 腰肌勞損

腰肌勞損是腰痛的最常見原因之一，長期彎腰工作或長時間坐在電腦前工作，都可能引起腰肌勞損。其症狀主要為腰部隱隱作痛，腰部兩側大肌肉有痠痛感，受涼後腰部隱痛症狀明顯加重。腰肌勞損和腰背痛一樣都屬於「勞累病」，在奔波一天回家以後，如果能得到貼心的按摩，就不會留下終身的遺憾。

## 特效穴位按摩

### ○揉擦八髎穴

【位置】骶椎 4 等分，分別為上髎、次髎、中髎和下髎，左右共 8 個穴位，分別在第 1、2、3、4 骶後孔中，合稱「八髎穴」。

【按摩方法】被按摩者俯臥，按摩者站於一旁，用拇指點按八穴各約 10 秒，然後用手掌根緊貼骶部一側四髎穴處，自上而下揉擦至尾骨兩旁約 1 分鐘，兩邊交替進行。

【功效】治療腰骶部疼痛、腰骶部韌帶扭傷、腰肌勞損、骶髂關節疼痛、小便不利等。

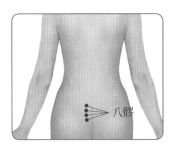

八髎

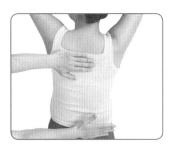

### ○按揉命門穴

【位置】腰部，第 2 腰椎棘突下緣的骨縫中。

【按摩方法】被按摩者俯臥，按摩者用大拇指先按順時針方向按揉命門穴 2 分鐘，再按逆時針方向按揉 2 分鐘。

【功效】治療腰痠腿軟、腰肌勞損、腰椎間盤突出症、棘間韌帶炎、下肢腫脹、全身疲勞、陽痿、滑精、早洩等。

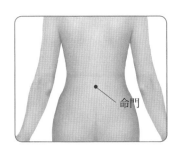
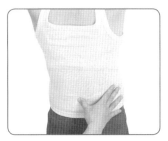

### ○按揉志室穴

【位置】第 2 腰椎棘突下旁開 4 橫指寬處，左右各一穴。

【按摩方法】被按摩者俯臥，按摩者先用兩手拇指重疊按壓志室穴 1 分鐘，再按順時針方向按揉 1 分鐘，最後按逆時針方向按揉 1 分鐘，以局部感到酸脹為佳，左右兩邊交替按摩。

【功效】治療腰背痠痛、腰背部冷痛、腰肌勞損等。

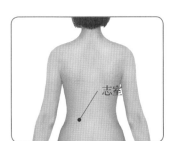
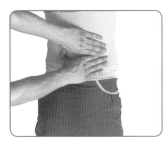

### ○按揉腰眼穴

【位置】第 4 腰椎棘突下旁開 4 橫指寬處，左右各一穴。

【按摩方法】被按摩者俯臥，按摩者先用兩手拇指按壓腰眼穴 1 分鐘，再按順時針方向按揉 1 分鐘，然後按逆時針方向按揉 1 分鐘。

【功效】治療腰背痠痛、腰肌勞損、腰部冷痛等。

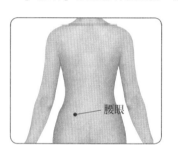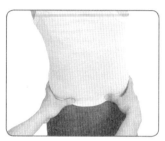

腰眼

### ○按揉腎俞穴

【位置】第 2 腰椎棘突下旁開 2 橫指寬處，左右各一穴。

【按摩方法】被按摩者俯臥，按摩者先用兩手拇指重疊按壓腎俞穴 1 分鐘，再按順時針方向按揉 1 分鐘，然後按逆時針方向按揉 1 分鐘，以局部感到酸脹為佳，左右兩邊交替按摩。

【功效】治療腰痠腿痛、腰肌勞損、腰椎間盤突出症等。

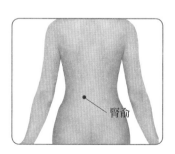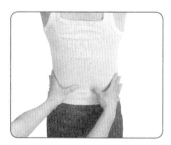

腎俞

## ○按揉夾脊穴

【位置】在腰背部，第 1 胸椎至第 5 腰椎兩側，後正中線旁開 0.5 寸，一側 17 穴。

【按摩方法】被按摩者俯臥，按摩者分別用兩手拇指同時按揉夾脊穴，各約 30 秒。

【功效】治療內臟和背部的各種疼痛或功能不良。

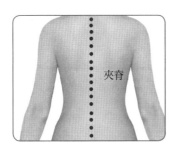
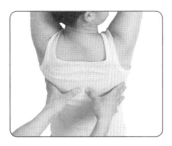

## 輔助穴位

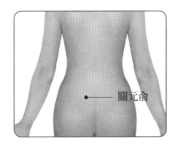
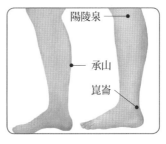

## 局部按摩

### ○揉按足太陽膀胱經

按摩者用一手掌根或大魚際自上而下揉按被按摩者腰部脊柱兩邊足太陽膀胱經循行路線，另一手協助晃動腰椎，放鬆腰部肌肉，揉按約 5 分鐘。

# 急性腰扭傷

急性腰扭傷是指患者在彎腰或轉身的時候突然出現的腰部疼痛難忍，不能直腰。其主要症狀為做某個動作時，腰部突然劇烈疼痛，不能活動。

急性腰扭傷後，可以由適當的、正確的按摩來緩解腰肌的緊張，只需短短幾分鐘，幾個簡單的穴位，效果可是立竿見影的噢！

## 特效穴位按摩

### ○揉擦八髎穴

【位置】骶椎4等分，分別為上髎、次髎、中髎和下髎，左右共8個穴位，分別在第1、2、3、4骶後孔中，合稱「八髎穴」。

【按摩方法】俯臥，按摩者用拇指點按八髎穴各約10秒，然後用手掌根部緊貼骶部一側四髎穴處，自上而下揉擦至尾骨兩旁約1分鐘，兩邊交替進行。

【功效】治療腰骶疼痛、盆腔炎等。

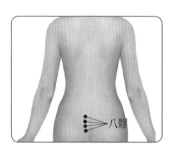

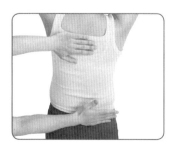

## ○按揉命門穴

【位置】腰部，第 2 腰椎棘突下緣的骨縫中。

【按摩方法】被按摩者俯臥，按摩者用大拇指先按順時針方向按揉命門穴 2 分鐘，再按逆時針方向按揉 2 分鐘。

【功效】治療腰痠腿軟、腰肌勞損、腰椎間盤突出症、棘間韌帶炎、下肢腫脹、疲勞、陽痿、滑精、月經不調等。

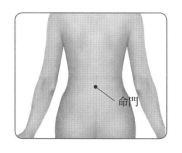
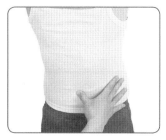

## ○按揉腰眼穴

【位置】第 4 腰椎棘突下旁開 4 橫指寬處，左右各一穴。

【按摩方法】被按摩者俯臥，按摩者先用兩手拇指分別按壓腰眼穴 1 分鐘，再按順時針方向按揉 1 分鐘，最後按逆時針方向按揉 1 分鐘，以局部感到痠脹為佳，左右兩邊交替按摩。

【功效】治療腰背痠痛、腰肌勞損、腰部冷痛等。

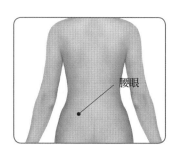
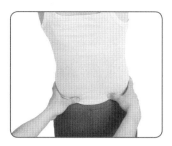

◎按揉腎俞穴

【位置】第 2 腰椎棘突下旁開 2 橫指寬處，左右各一穴。

【按摩方法】被按摩者俯臥，按摩者先用兩手拇指按壓腎俞穴 1 分鐘，再按順時針方向按揉 1 分鐘，最後按逆時針方向按揉 1 分鐘，以局部感到酸脹為佳。

【功效】治療腰痠腿痛、腰肌勞損、腰椎間盤突出症等。

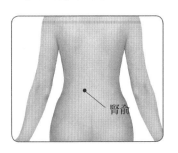
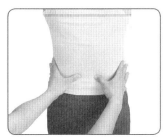

◎點揉委中穴

【位置】膝蓋後面，窩的正中央。

【按摩方法】被按摩者俯臥，按摩者用兩手食指、拇指或中指點按委中穴 10 秒，然後放鬆 3 秒，反覆 5～8 次，然後輕輕揉動約 2 分鐘。

【功效】治療一切腰背部疼痛、腰扭傷、腰痠腿痛等。

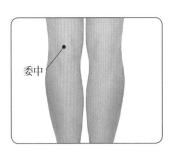
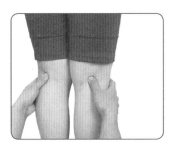

## ○點按承山穴

【位置】蹺腳趾時，小腿肚下方呈「人」字形紋的頂端凹陷處。

【按摩方法】被按摩者俯臥並全身放鬆，按摩者用兩手大拇指由輕到重點按承山穴約 2 分鐘。

【功效】治療腰背疼痛、腰扭傷、坐骨神經痛等。

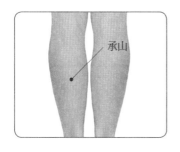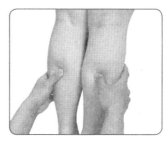

## 輔助穴位

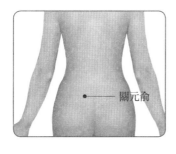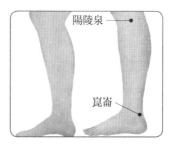

## 局部按摩

### ○揉按痛點，緩解腰肌痙攣

按摩者用雙手拇指重疊，逐漸用力按揉被按摩者疼痛最明顯的部位約 5 分鐘，以被按摩者感到腰痛減輕、可以輕微活動為止。

# 膝關節痛

　　膝關節痛是由於膝關節磨損後，關節軟骨和關節周圍的韌帶、肌腱等組織退變產生的症狀。膝關節屈伸不靈活、膝蓋僵硬、沉重、痠痛是主要症狀，急性期還可能出現膝關節紅腫疼痛，不能行走。

　　據統計，85%以上的老年人都有膝關節疼痛的症狀。掌握以下這些穴位將有利於自身進行膝關節痛的治療。

## 特效穴位按摩

### ○按揉血海穴

【位置】大腿內側，膝蓋骨往上約 3 橫指寬處。

【按摩方法】按摩者用兩手拇指先按順時針方向按揉被按摩者的血海穴約 1 分鐘，再按逆時針方向按揉約 1 分鐘，以局部有痠脹感為宜。

【功效】治療膝關節疼痛、大腿肌肉痠痛、貧血、頭暈眼花、容易疲憊、婦女月經不調、痛經、經閉、蕁麻疹、濕疹、皮膚粗糙、皮膚瘙癢等。

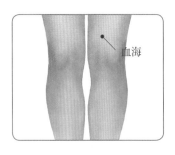

血海

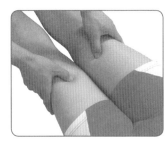

## ○點揉膝眼穴

【位置】膝蓋骨下方兩側的凹陷中，內側稱內膝眼，外側稱外膝眼，又叫犢鼻。

【按摩方法】給被按摩者膝關節下面墊上薄枕，按摩者用拇指、食指點揉膝眼 1 分鐘，以局部有酸脹感為佳。

【功效】治療膝關節腫脹疼痛、膝關節骨性關節炎等。

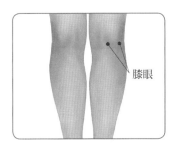

膝眼

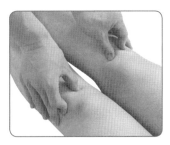

## ○點揉委中穴

【位置】膝蓋後面，窩的正中央。

【按摩方法】被按摩者俯臥，按摩者用兩手食指、拇指或中指點按委中穴 10 秒，放鬆 3 秒，反覆 5～8 次，然後輕輕揉動委中穴約 2 分鐘。

【功效】治療一切腰背部疼痛、腰扭傷、腰痠腿痛等。

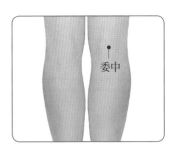

委中

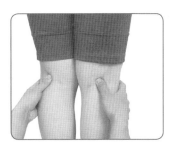

### ○按揉陰陵泉

【位置】膝蓋內下側，脛骨內側突起的下緣凹陷中。

【按摩方法】被按摩者平躺或取坐位，膝關節稍屈曲，按摩者用拇指先按順時針方向按揉陰陵泉穴約 2 分鐘，然後再按逆時針方向按揉約 2 分鐘，以局部感到酸脹為佳。

【功效】治療膝關節紅腫疼痛、腹脹、腹瀉、肥胖等。

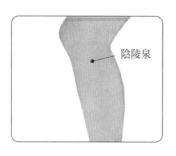
陰陵泉
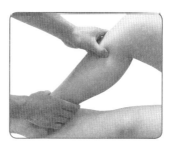

### ○按揉陽陵泉穴

【位置】膝蓋斜下方，小腿外側腓骨小頭前下方凹陷中。

【按摩方法】被按摩者取側臥位，按摩者用大拇指先按順時針方向按揉陽陵泉穴約 2 分鐘，再按逆時針方向按揉約 2 分鐘。

【功效】治療下肢及全身水腫、腰痛、坐骨神經痛、膝關節周圍疼痛、膝關節腫脹、腳麻痺、抽筋等。

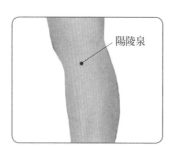
陽陵泉
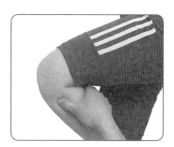

### ○按揉足三里穴

【位置】脛骨外側，在膝眼下方約 4 橫指寬處。

【按摩方法】按摩者用拇指先按順時針方向按揉足三里穴約 2 分鐘，再按逆時針方向按揉約 2 分鐘，以局部感到酸脹為佳。

【功效】治療膝關節周圍疼痛、膝關節骨性關節炎、髕骨軟化症等。

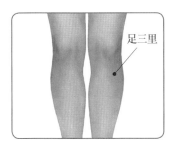 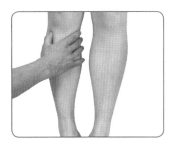

### 輔助穴位

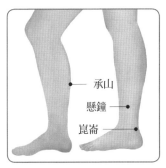

### 局部按摩

#### ○下蹲壓

手扶床沿做下蹲動作，然後做直壓腿部動作，即讓患側下肢向前跨半步，處於伸直位或下肢伸出，放在一定高度，輕輕地做壓腿運動，手儘量觸及足尖部。

# 小腿肚抽筋

　　小腿肚抽筋又名「腓腸肌痙攣」。腓腸肌位於小腿後方，過度勞累如長途步行或爬山，使踝關節長期處在屈伸狀態，腓腸肌總是呈緊張狀態可導致小腿肚抽筋。此外，踢球、長跑、游泳以及睡眠時小腿受寒均可引起腓腸肌痙攣。腓腸肌痙攣時，可在小腿後方，腓腸肌肌腹摸到一硬塊，小腿後部劇烈疼痛，嚴重時可發展到腓腸肌麻痺。小腿肚抽筋很痛苦，為防止它的出現，我們要時常按摩下面這些穴位。

## 特效穴位按摩

### ○點按承山穴

【位置】在腓腸肌兩側肌腹下方，當伸直小腿時，在肌腹出現的人字紋正中。

【按摩方法】取坐位，拇指按於患側承山穴，力量逐漸加重，一般按揉 2～3 分鐘，以有酸脹感為度。

【功效】主治小腿肚抽筋、坐骨神經痛、腰背痛、下肢癱瘓及痔瘡、脫肛、便秘等。

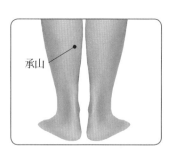

承山

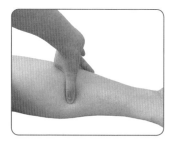

## ○按揉承筋穴

【位置】合陽與承山之間中點，腓腸肌肌腹中央。或俯臥或正坐垂足位，小腿後部肌肉的最高點。

【按摩方法】取坐位，拇指按於患側承筋穴，沿順時針方向按揉 2 分鐘，由輕到重，以有酸脹感為度。

【功效】治療腰腿拘急、疼痛、痔瘡等。

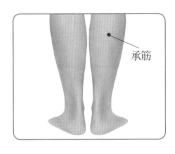
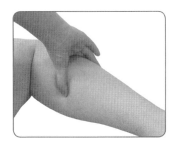

承筋

## ○按揉委中穴

【位置】腿部橫紋中央。

【按摩方法】取坐位，用中指或食指按於患側委中穴（拇指於髕骨外側或膝眼），由輕漸重地按揉 20～40 次。

【功效】治療一切腰背部疼痛、腰痠腿疼、下肢腫脹、膝關節周圍疼痛、下肢痿痺等。

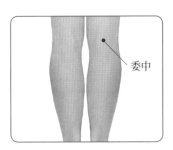
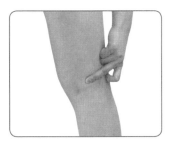

委中

### 輔助穴位

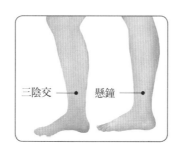

三陰交 ● 懸鐘 ●

### 局部按摩

#### ○揉拿腓腸肌

取坐位，患腿搭在健腿上，拇指與其餘四指相對，揉拿腓腸肌 100 次。

#### ○摩腿肚

取坐位，將右手掌或指端放在腓腸肌痛處的上端，輕輕揉摩 1 分鐘，注意局部肌肉要放鬆，痙攣就可以慢慢緩解。

▼揉拿腓腸肌

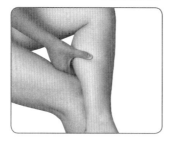

▼摩腿肚

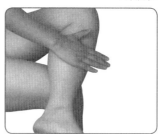

# 踝關節扭傷

外力作用下，關節驟然向一側活動而超過其正常活動度時，使關節周圍軟組織如關節囊、韌帶、肌腱等發生撕裂傷，稱為關節扭傷。

輕者僅有部分韌帶纖維撕裂，重者可使韌帶完全斷裂或韌帶及關節囊附著處的骨質撕脫，甚至發生關節脫位。急性期症狀為踝關節紅腫，明顯疼痛，不能活動。恢復期症狀為瘀血逐漸消退，疼痛不劇烈，活動時加重。

### 特效穴位按摩

#### ○點揉太谿穴

【位置】內踝正後方凹陷中。

【按摩方法】按摩者用手握住被按摩者踝部，先用拇指點壓太谿穴約 1 分鐘，然後沿順時針方向揉 1 分鐘，再沿逆時針方向揉 1 分鐘，以局部有酸脹感為佳。

【功效】治療踝關節扭傷、腫痛、高血壓、失眠、健忘、月經不調、遺精、陽痿、性交痛、小便頻數等。

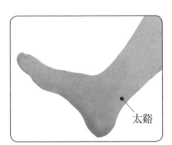

太谿

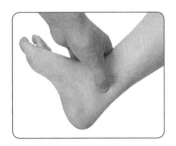

## ◎推按崑崙穴

【位置】外踝正後方凹陷中，外踝與跟腱之間。

【按摩方法】按摩者用手握住被按摩者踝部，用拇指指腹自上而下推按崑崙穴 2 分鐘，以局部有酸脹感為佳。

【功效】治療踝關節扭傷、腫痛、高血壓、失眠、健忘、月經不調、遺精、陽痿、性交痛、小便頻數等。

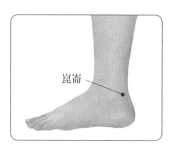
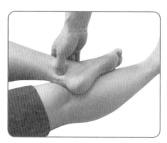

崑崙

## ◎點按解谿穴

【位置】踝關節正前方凹陷中，內外踝連線的中點。

【按摩方法】按摩者用手握住被按摩者踝部，用拇指點壓解谿穴約 10 秒，然後放鬆 5 秒，反覆操作。

【功效】治療踝關節前方疼痛、活動受限制，踝關節腫脹難以消退，足背或足趾發涼麻木等。

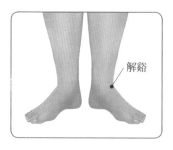
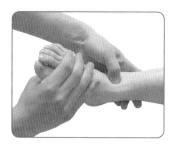

解谿

### ○點揉丘墟穴

【位置】外踝前下方的凹陷中。

【按摩方法】按摩者用手握住被按摩者踝部，先用拇指點壓丘墟穴約 1 分鐘，然後按順時針方向揉 1 分鐘，再按逆時針方向揉 1 分鐘，以局部有酸脹感為佳。

【功效】治療踝關節扭傷後前外側疼痛、踝關節扭傷難以消腫、習慣性踝關節扭傷等。

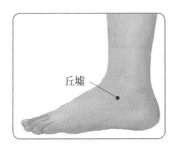
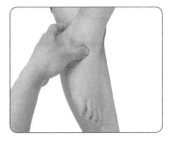

丘墟

### ○點揉照海穴

【位置】踝關節內側骨頭突起的下緣凹陷中。

【按摩方法】按摩者用手握住被按摩者踝部，先用拇指點壓照海穴約 1 分鐘，然後按順時針方向揉 1 分鐘，再按逆時針方向揉 1 分鐘，以局部有酸脹感為佳。

【功效】治療踝關節扭傷後前內側疼痛、咽喉乾燥等。

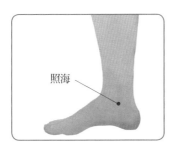
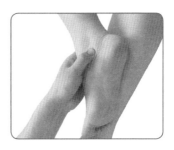

照海

# 跟腱炎

跟腱炎是運動創傷常見病，多由運動前準備活動不充分，即猛烈彈跳或疾速奔跑，引起跟腱拉傷，或重複大量訓練而逐漸產生跟腱損傷，表現為跟腱疼痛。早期疼痛主要發生於活動開始時，一旦活動開了以後，疼痛反而減輕，再劇烈運動時，跟腱疼痛加重，局部皮膚顏色正常或微紅。

臨床主要表現為跟骨結節部晨起時疼痛，嚴重時局部可有腫脹。因為消炎藥很難直達跟腱部位，所以採用按摩消炎是一種不錯的選擇。

## 特效穴位按摩

### ○崑崙、太谿聯動

【位置】崑崙在外踝後方，在外踝尖與跟腱之間的凹陷處；太谿在內踝後方，在內踝尖與跟腱之間的凹陷處。

【按摩方法】取坐位，拇指按於同側崑崙穴，食指按於太谿穴，用力推拿 20～30 次。

【功效】主治頭痛目眩、落枕、跟腱炎、腰痠耳鳴、失眠、高血脂症等。

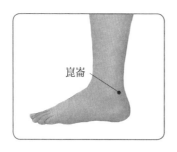

崑崙

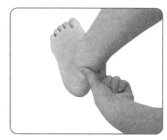

### ○按揉阿是穴

【位置】跟腱局部痛點。

【按摩方法】取坐位，拇指指腹放於跟腱上，其餘四指放足背，沿順時針方向按揉 3 ～ 5 分鐘。

【功效】解除粘連，緩解疼痛。

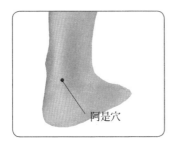
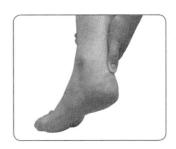

阿是穴

### ○三陰交、絕骨聯動

【位置】三陰交在內踝尖上 3 寸（4 橫指），脛骨內側緣後面；絕骨在外踝尖上 3 寸，腓骨前緣。

【按摩方法】取坐位，小腿放於對側大腿上，中指按於對側（患側）絕骨穴，拇指按於三陰交穴，同時用力按揉 20 ～ 30 次。

【功效】治療跟腱炎、坐骨神經痛、腦血管病等。

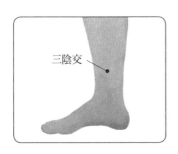
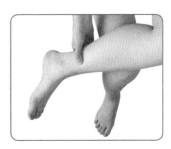

三陰交

○點按承山穴

【位置】在腓腸肌兩側肌腹下方，當伸直小腿時，在肌腹出現的人字紋正中。

【按摩方法】取坐位，拇指點按承山穴 1 分鐘，以局部有酸脹感為度。

【功效】主治腓腸肌痙攣、跟腱炎、坐骨神經痛等。

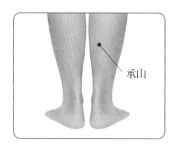
承山

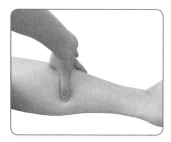

## 局部按摩

○推跟腱

在小腿內側下 1/3 脛骨下與跟腱之間，用一指禪推法，即將拇指指腹放於跟腱上，其餘四指放於足背，拇指沿垂直跟腱方向來回推動，約 5 分鐘。

**小叮嚀**

想儘快擺脫跟腱炎的痛苦，一味地「靜養」並不可取，而要在適量、科學的運動中逐漸恢復。要養成良好的運動習慣，做到運動前熱身，運動中強度適宜，運動後要有適當的放鬆活動，活動時要避免跟腱的再次損傷。

# 足跟痛

足跟痛又稱跟痛症，是一種常見病。以足跟腫脹、麻木疼痛、局部壓痛、行走困難為特徵。足跟痛又稱跟骨骨刺或跟骨骨質增生。即足跟底部局部性疼痛，多見於 40～60 歲的中老年人，與外傷或勞損有關，表現為足跟疼痛劇烈，疼痛部位一般很侷限，足跟部有明顯壓痛點。晨起下地活動疼痛嚴重，活動後疼痛減輕，但久站久行疼痛又加重，部分患者足跟部輕度腫脹。X 光拍片多數可見跟骨骨質增生。

臨床上以足跟底部腫脹、壓痛及足跟不能著地行走為主要特徵。穴位按摩對足跟痛有很好的效果，被它困擾的你還不快來試試。

## 特效穴位按摩

### ○點按壓痛點

【位置】足跟局部。

【按摩方法】患足擱於健側膝關節上，找到跟底壓痛最明顯的部位，用拇指指端點按 3～5 分鐘，力量由輕到重，手法宜深沉。以局部有酸脹或痠痛感為佳。

【功效】緩解疼痛。

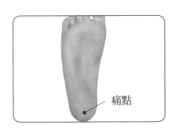

痛點

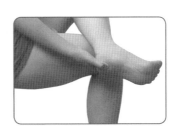

## ◎按揉丘墟穴

【位置】外踝前下緣。

【按摩方法】取蹲位，用中指按於患側丘墟穴（拇指附於內踝後），向外按揉 2 分鐘，力度以能夠忍受為度。

【功效】可防治胸脇痛、膽囊炎、坐骨神經痛、下肢痿痺、踝關節及周圍軟組織疾病等。

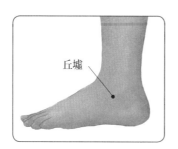
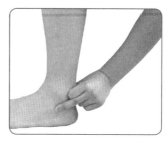

丘墟

## ◎崑崙、太谿聯動

【位置】崑崙在外踝後方，外踝尖與跟腱之間的凹陷處；太谿在內踝後方，內踝尖與跟腱之間的凹陷處。

【按摩方法】取坐位，拇指、食指分別按於崑崙、太谿，用力對拿 20～30 次。

【功效】主治頭痛目眩、落枕、足跟痛、腰痠、耳鳴等。

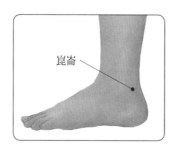
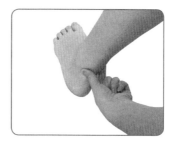

崑崙

## 輔助穴位

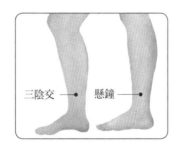

三陰交 —— 懸鐘 ——

## 局部按摩

### ○捏拿跟腱

拇指與其餘四指相對，捏拿跟腱、足跟部 2～3 分鐘，使局部產生熱脹、輕鬆感。

### ○掌摩足跟壓痛點

患足擱於健側膝關節上，用掌根部在壓痛部位按摩，力度適中即可。

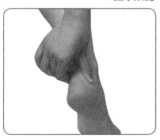

▼捏拿跟腱

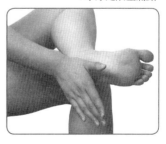

▼掌摩足跟壓痛點

# 肋間神經痛

　　肋間神經痛為一個或幾個肋間部位沿肋間神經分佈區發生經常性疼痛，並有發作性加劇特徵。其特徵是一側或兩側胸肋部針刺樣或刀割樣疼痛，並可放散到背部及肩部，當咳嗽、打噴嚏或深呼吸時疼痛加劇。治療肋間神經痛應明確原發病灶，再選擇相應的治療方法。特別是久坐辦公室的女性要注意休息，避免勞累。

## 特效穴位按摩

### ○按揉期門穴

【位置】在乳頭直下，當第 6 肋間隙中（乳頭平第 4 肋間隙，乳頭下兩個肋間隙即是）。

【按摩方法】取坐位或仰臥位，中指螺紋面按於期門穴，按順時針方向按揉 2 分鐘，手法用力宜適中，以局部有酸脹感和輕度溫熱感為度。

【功效】治療女性月經不調、子宮內膜炎、腹痛、腹瀉、噁心、嘔吐、肝區疼痛、膽絞痛、脂肪肝等。

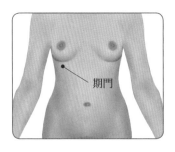

期門

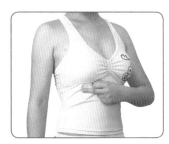

○按揉日月穴

【位置】當乳頭直下，第 7 肋間隙。

【按摩方法】取坐位或仰臥位，拇指螺紋面按於日月穴，其餘 4 指放在肋骨上，按順時針方向按揉 2 分鐘，手法用力宜適中，以局部有酸脹感和輕度溫熱感為度。

【功效】治療肋間神經痛、膈肌痙攣、帶狀疱疹。

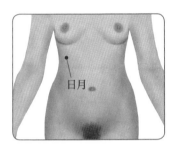
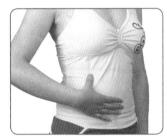

○點揉肝俞穴

【位置】肩胛骨內側，第 9 胸椎旁開 2 橫指。

【按摩方法】取坐位或立位，兩手握拳，用 4 指的掌指關節突起部點揉肝俞穴約 2 分鐘，以局部有酸脹感為佳。

【功效】主治月經來潮前兩肋下脹痛、乳房脹痛不適、腰背痛、煩躁易怒、厭食油膩等。

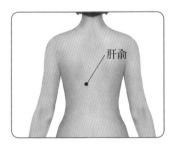
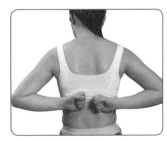

## ◎點揉膽俞穴

【位置】肩胛骨內側,第7胸椎下旁開2橫指。

【按摩方法】取坐位或立位,兩手握拳,用4指掌指關節突起部點揉膽俞穴約2分鐘,以局部有酸脹感為佳。

【功效】治療膽囊炎、肝炎、胃炎、潰瘍病、嘔吐、食道狹窄、肋間神經痛、失眠、癔症、膽石症等。

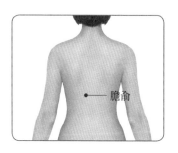
膽俞

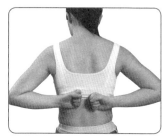

## ◎招揉陽陵泉穴

【位置】在小腿外側,腓骨頭前下方凹陷處。

【按摩方法】取坐位,用拇指指尖重招患側陽陵泉穴約1分鐘,以局部有酸脹感為佳。

【功效】治療膝關節炎及周圍軟組織疾病、下肢癱瘓、踝扭傷、肩周炎、落枕、腰扭傷等。

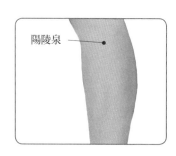
陽陵泉

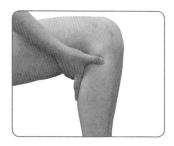

◆ 拍打經絡快速袪病

### 輔助穴位

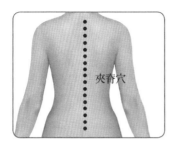
夾脊穴

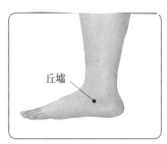
丘墟

### 局部按摩

#### ○指抹肋間隙

五指分開，各手指分別置於患處及其相鄰的肋間隙，自上而下、自下而上沿肋間隙做抹搓，手法用力輕微。以局部有溫熱感，輕度透熱至胸腔內為宜。

#### ○揉按肝膽反射區

肝膽反射區在右手手掌無名指與小指中縫向下延伸至第一條橫紋線交叉點下方，用拇指指端按於此反射區，按順時針方向揉按 2～3 分鐘，以局部有明顯酸脹感為佳。

指抹肋間隙

揉按肝膽反射區

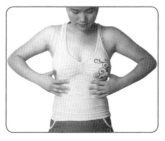

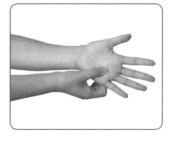

# 三叉神經痛

三叉神經痛是指三叉神經分佈區域內的陣發性劇烈疼痛，包括前額、頭皮、眼、鼻等在內的面部神經痛。其主要症狀為在一側面部三叉神經分佈區域內突然發生劇烈疼痛，疼痛似電擊、刀割、燒灼或針刺樣。

由於這種疼痛是短暫的、發作性的，止痛藥都無效，而經絡按摩則能有效緩解疼痛。

## 特效穴位按摩

### ○點揉顴髎穴

【位置】眼外角直下方，顴骨下緣凹陷處。

【按摩方法】按摩者用雙手拇指同時點按被按摩者雙側顴髎穴約半分鐘，然後按順時針方向按揉 1 分鐘，再按逆時針方向按揉 1 分鐘，以局部感到酸脹並向整個面部放散為佳。

【功效】治療三叉神經痛、面癱、面肌麻痺、中風後遺症、口眼喎斜、眼皮跳動、牙齒痛、面頰腫痛等。

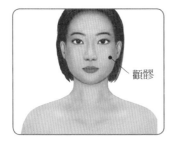
顴髎

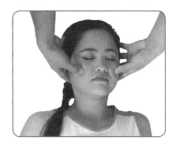

## ○點揉下關穴

【位置】在耳前顴弓與下頜切跡所形成的凹陷中,閉口有凹陷,張口即閉。

【按摩方法】按摩者用拇指同時點按被按摩者雙側下關穴約半分鐘,再按順時針、逆時針方向各按揉 1 分鐘。

【功效】治療牙痛、三叉神經痛、口眼喎斜等。

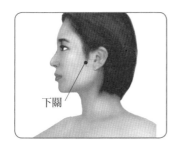
下關

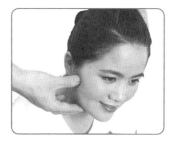

## ○點揉頰車穴

【位置】在面部,咬牙時肌肉隆起最高點。

【按摩方法】按摩者用雙手拇指同時點按被按摩者雙側頰車穴約半分鐘,然後按順時針方向按揉 1 分鐘,再按逆時針方向揉 1 分鐘,以局部感到酸脹並向整個面部放散為佳。

【功效】治療三叉神經上頜支或下頜支疼痛、牙痛等。

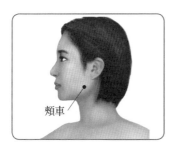
頰車

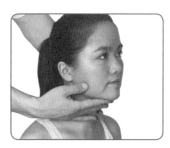

## ○掐揉合谷穴

【位置】手背部，拇指與食指的根部交接處肌肉最高點。

【按摩方法】按摩者用一手拇指指腹掐揉被按摩者合谷穴 30 次，以局部感到酸脹為止。

【功效】治療面神經麻痺、三叉神經痛、口眼喎斜、鼻炎、頭痛、牙痛、青春痘、眼睛疲勞、喉嚨疼痛等。

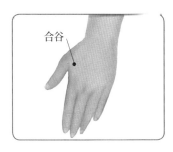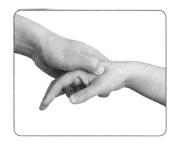

## ○點揉外關穴

【位置】在腕橫紋上約 3 橫指寬處，手臂的外側正中。

【按摩方法】按摩者用右手托住被按摩者前臂，先用左手拇指點按外關穴約 1 分鐘，然後按順時針方向按揉約 1 分鐘，再按逆時針方向按揉約 1 分鐘，以酸脹感向腕部和手放散為佳。

【功效】治療牙痛、面頰痛、頭面部發熱疼痛等。

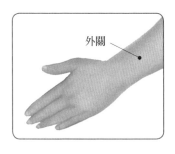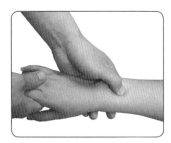

◆ 拍打經絡快速祛病

第 5 章

夫妻按摩，
告別難言之隱

# 月經不調

　　月經不調又稱「月經紊亂」，是婦科常見病。其表現為月經週期或出血量的異常，或是月經前、經期時的腹痛及全身症狀。病因可能是器質性病變或是功能性病變。許多全身性疾病如血液病、內分泌病、流產、宮外孕、葡萄胎、生殖道感染、腫瘤（如卵巢腫瘤、子宮肌瘤）等均可引起月經失調。在生活中女人同時承擔工作和家庭兩個重任，不能再讓月經不調消耗自己的精力了，趕緊用穴位按摩法幫你克服困難。

## 特效穴位按摩

### ○推擦八髎穴

【位置】在骶椎上，分為上髎、次髎、中髎和下髎，左右共 8 個穴位，分別在第 1、2、3、4 骶後孔中，合稱「八髎穴」。

【按摩方法】按摩者取俯臥位，被按摩者站於一側，一手扶其背部，另一手緊貼骶部兩側八髎穴處，兩手掌尺側交替用力，自上而下往返推擦至尾骨兩旁，約 2 分鐘。

【功效】治療痛經、月經不調等。

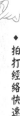
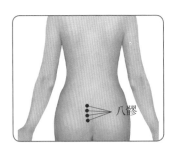

八髎

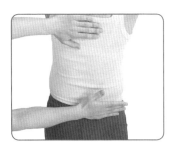

### ○按揉關元穴

【位置】把肚臍和恥骨聯合連線 5 等分，從肚臍往下 3/5 處。

【按摩方法】被按摩者仰臥，按摩者先用拇指或中指按壓關元穴約 1 分鐘，然後按順時針方向按揉 1 分鐘，再按逆時針方向按揉 1 分鐘，以局部有酸脹感為宜。

【功效】治療月經不調、痛經、閉經、腹痛、腹瀉等。

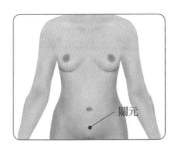 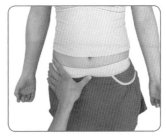

### ○按揉腎俞穴

【位置】第 2 腰椎棘突下旁開 2 橫指寬處，左右各一穴。

【按摩方法】被按摩者俯臥，按摩者先用兩手拇指按壓腎俞穴 1 分鐘，然後按順時針方向按揉 1 分鐘，再按逆時針方向按揉 1 分鐘，以局部感到酸脹為佳。

【功效】治療月經不調、全身疲勞、陽痿、遺精等。

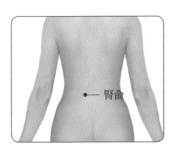 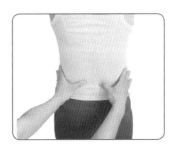

### ○按揉中極穴

【位置】把肚臍和恥骨聯合連線 5 等分，恥骨聯合上 1 等分處。

【按摩方法】被按摩者仰臥，按摩者先用拇指或中指按壓中極穴約 1 分鐘，然後按順時針方向按揉 1 分鐘，再按逆時針方向按揉 1 分鐘，以局部有酸脹感為宜。

【功效】治療小便不利、帶下病、閉經、月經不調、下肢水腫等。

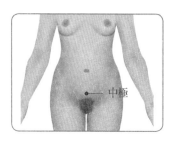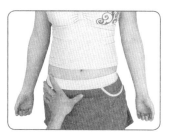

### ○按揉血海穴

【位置】膝蓋骨內側上緣往上約 3 橫指寬處。

【按摩方法】按摩者先用兩手拇指按順時針方向按揉被按摩者血海穴約 1 分鐘，然後按逆時針方向按揉約 1 分鐘，以局部有酸脹感為宜。

【功效】治療月經不調、痛經、閉經、低血壓、貧血等。

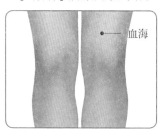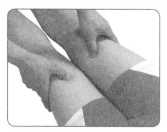

### ○按揉三陰交穴

【位置】小腿內側，內踝尖直上 4 橫指，骨後緣處。

【按摩方法】被按摩者仰臥，按摩者先用拇指按順時針方向按揉三陰交 2 分鐘，再按逆時針方向按揉 2 分鐘，使局部有酸脹感。

【功效】治療失眠、心悸、心慌、高血壓、月經不調、痛經、陽痿、遺精等。

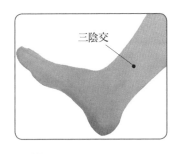 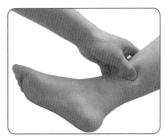

## 輔助穴位

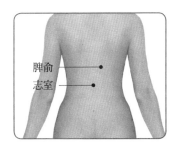 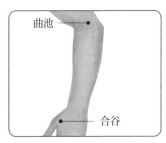

## 局部按摩

### ○團摩下腹

左手掌心疊放在右手背上，將右手掌心放在下腹部，適當用力按順時針、逆時針方向各做環形摩動 1～3 分鐘。

# 痛　經

　　女性在行經前後或行經期中，下腹部出現極劇烈
的疼痛，稱為「痛經」，又叫「生理痛」。其主要表現
為經前一兩天痛經，或在月經來潮的第一天痛經，經
期中會逐漸減輕。很多女人都有痛經的經歷，重者疼
痛劇烈，並伴有噁心、嘔吐、頭痛等症狀，除了服藥
以外，正確地按壓穴位也能達到減輕疼痛的效果。

## 特效穴位按摩

### ○推擦八髎穴

【位置】在骶椎上，分為上髎、次髎、中髎和下髎，
左右共 8 個穴位，分別在第 1、2、3、4 骶後孔中，合稱
「八髎穴」。

【按摩方法】被按摩者俯臥位，按摩者站於一側，一
手扶其背部，另一手緊貼骶部兩側八穴處，掌指交替著
力，自上而下推擦至尾骨兩旁約 2 分鐘，以局部有酸脹感
為宜。

【功效】治療痛經、月經不調等。

◆ 拍打經絡快速祛病

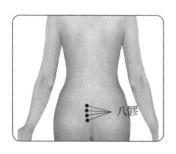

八髎

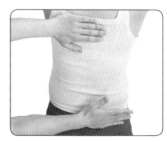

## ◎按揉十七椎穴

【位置】腰部，第 5 腰椎棘突下緣的凹陷中。

【按摩方法】被按摩者俯臥，按摩者用大拇指用力點揉十七椎 2 分鐘，以局部有酸脹感並向下腹部放散為佳。

【功效】治療痛經、月經不調、小腹冷痛等。

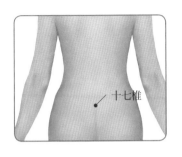 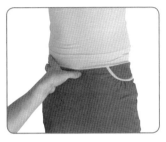

十七椎

## ◎按揉三陰交穴

【位置】小腿內側，內踝尖直上 4 橫指，骨後緣處。

【按摩方法】被按摩者仰臥，按摩者先用拇指按順時針方向按揉三陰交 2 分鐘，再按逆時針方向按揉 2 分鐘，以局部有酸脹感為佳。

【功效】治療月經不調、痛經、陽痿、遺精等。

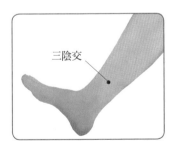 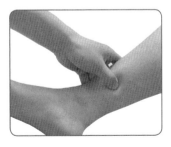

三陰交

### ○按揉血海穴

【位置】膝蓋骨內側上緣往上約 3 橫指寬處。

【按摩方法】按摩者先用拇指按順時針方向按揉被按摩者血海穴約 1 分鐘，再按逆時針方向按揉約 1 分鐘，以局部有酸脹感為宜。

【功效】治療月經不調、痛經、閉經、貧血等。

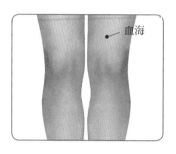
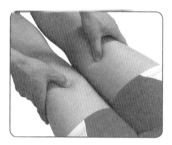

### ○按揉足三里穴

【位置】脛骨外側，在膝眼下方約 4 橫指寬處。

【按摩方法】被按摩者平躺或膝蓋稍屈曲，按摩者先用拇指按順時針方向按揉足三里穴約 2 分鐘，再按逆時針方向按揉約 2 分鐘，以局部感到酸脹為佳。

【功效】治療月經不調、痛經、閉經、更年期綜合徵等。

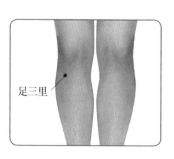
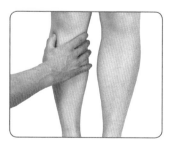

### 輔助穴位

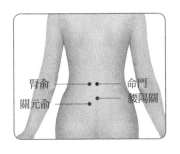 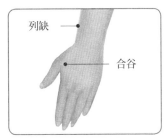

### 局部按摩

#### ○揉下腹部

雙手虎口交叉，掌心對小腹，緊貼肚皮，按順時針方向按摩腹部約 2 分鐘，到腹部微微發熱為佳。

#### ○拿提下腹部

女性仰臥，兩下肢髖、膝屈曲。愛人站於女性一側，兩手拇指和四指合力，從肚臍下方開始拿提女性腹部皮膚，邊拿邊提邊放，逐漸下移至恥骨聯合處，反覆按摩約 2 分鐘。

▼揉下腹部　　　　　　　▼提拿下腹部

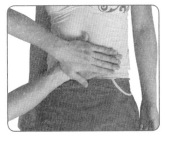 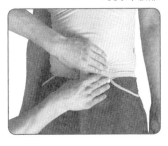

# 經前緊張綜合徵

月經前期有部分女人出現生理上、精神上以及行為上的改變，稱為經前緊張綜合徵。女性在此時表現為情緒消極、乏力、煩躁、嗜睡、不願做家務，甚至哭泣、大怒，個別有自殺行為。有的合併有失眠、頭痛、乳房脹痛、腹脹、噁心、嘔吐、全身水腫等症狀。這種緊張狀態一般在月經前 4～5 天開始，來月經後消失。雖然經前緊張綜合徵的發生原因尚不清楚，但是由丈夫的細心呵護和按摩可以很好地緩解和消除這種症狀。

## 特效穴位按摩

### ○按揉中極穴

【位置】把肚臍和恥骨聯合連線 5 等分，恥骨聯合上 1 等分處。

【按摩方法】被按摩者仰臥，按摩者先用拇指或中指按壓中極穴約 1 分鐘，然後按順時針方向揉 1 分鐘，再按逆時針方向揉 1 分鐘，以局部有酸脹感為宜。

【功效】治療小便不通、帶下病、閉經、月經不調、下肢水腫等。

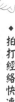

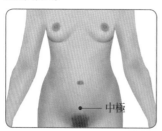

—— 中極

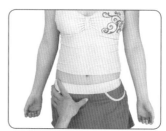

### ○按揉關元穴

【位置】把肚臍和恥骨聯合連線 5 等分，從肚臍往下 3/5 處。

【按摩方法】被按摩者仰臥，按摩者先用拇指按壓關元穴約 1 分鐘，然後按順時針方向按揉 1 分鐘，再按逆時針方向按揉 1 分鐘，以局部有酸脹感為宜。

【功效】治療經前緊張綜合徵、月經不調、經前腹痛等。

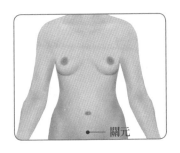
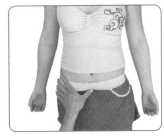

關元

### ○點按內關穴

【位置】手臂的內側中間，腕關節橫紋上約 3 橫指寬處。

【按摩方法】按摩者在被按摩者一側，用左手托住其前臂，用拇指點按內關穴 2 分鐘，以酸脹感向腕部和手放散為佳。

【功效】治療月經前期焦慮、心煩、心慌、月經痛等。

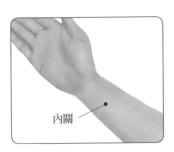
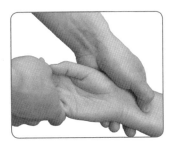

內關

○按揉心俞穴

【位置】肩胛骨內側，第 5 胸椎棘突下旁開 2 橫指寬處。

【按摩方法】被按摩者俯臥，按摩者站於一旁，雙手拇指先按順時針方向按揉心俞穴 2 分鐘，再按逆時針方向按揉 2 分鐘，局部感覺酸脹、發熱為佳。

【功效】治療經前心慌、心悸氣短、心痛、咳嗽等。

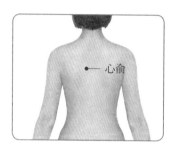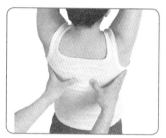

心俞

○按揉肝俞穴

【位置】背部，第 9 胸椎棘突下旁開 2 橫指寬處。

【按摩方法】被按摩者俯臥，按摩者先用雙手拇指按順時針方向按揉肝俞穴約 2 分鐘，再按逆時針方向按揉約 2 分鐘，最後點按半分鐘，以局部有酸脹感為宜。

【功效】治療月經來潮前兩脅下脹痛、經前緊張等。

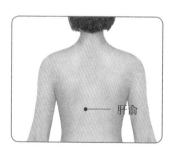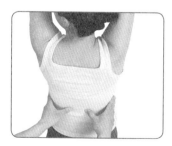

肝俞

## ○按揉腎俞穴

【位置】第 2 腰椎棘突下旁開 2 橫指寬處，左右各一穴。

【按摩方法】被按摩者俯臥，按摩者先用兩手拇指按壓腎俞穴 1 分鐘，再按順時針方向按揉 1 分鐘，然後按逆時針方向按揉 1 分鐘，以局部感到酸脹為佳。

【功效】治療經前焦慮、全身疲勞、月經不調等。

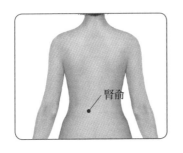
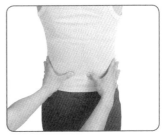

## ○指招神門穴

【位置】掌心向上，腕關節靠小指側之腕橫紋上。

【按摩方法】按摩者用一手拇指招住被按摩者神門穴約 1 分鐘，到感覺酸脹為止，左右手交替進行。

【功效】治療月經前期緊張、焦慮、失眠、多夢、心慌、心悸、神經衰弱等。

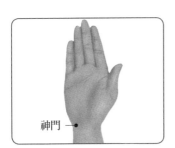
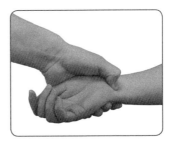

## 按揉三陰交穴

【位置】小腿內側，內踝尖直上4橫指，脛骨後緣處。

【按摩方法】被按摩者仰臥，按摩者先用拇指按順時針方向按揉三陰交穴2分鐘，再按逆時針方向按揉2分鐘，以局部有酸脹感為佳。

【功效】治療經前期緊張、焦慮、月經不調、痛經等。

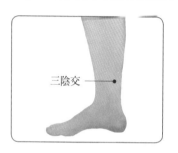
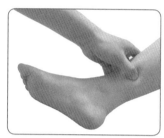

## 按揉脾俞穴

【位置】背部，第11胸椎棘突下旁開2橫指寬處。

【按摩方法】按摩者兩手拇指按在被按摩者左右兩脾俞穴位上（其餘四指附著在肋骨上），按揉約2分鐘。

【功效】治療經前心慌、失眠、嘔吐、腹脹、腹瀉、便血、黃疸等。

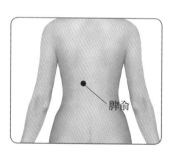
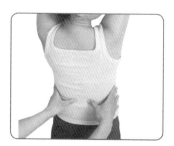

◆拍打經絡快速祛病

## 輔助穴位

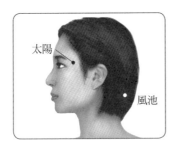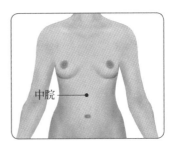

## 局部按摩

### ○揉小腹部

雙手虎口交叉,掌心對小腹,緊貼肚皮,按順時針方向按摩腹部約 2 分鐘,到腹部微微發熱為佳。

### ○提拿肩部

被按摩者取坐位,按摩者站於其後,先由輕到重點按肩井穴約 2 分鐘,再用雙手捏拿兩側肩部大筋 36 次。

> **小叮嚀**
>
> 治療經前緊張綜合徵之黨參鯽魚湯:黨參 30 克洗淨、切片,盛入碗中。鯽魚 500 克宰殺後洗淨,把黨參片塞入鯽魚腹中。炒鍋置火上,加適量植物油,中火燒熱,加入蔥花、薑末適量煸炒,放入鯽魚煸至兩面呈淡黃色,烹入適量黃酒,加適量清湯,改用小火煨燉 40 分鐘,待鯽魚熟爛時,加鹽、五香粉,再煨至沸,淋入適量麻油即可。

# 白帶異常

　　白帶是女性的一種生理現象，白帶異常是女性內生殖器疾病的信號，應引起重視。白帶異常可能僅僅為量的增多，也可能同時伴有色、質和氣味方面的改變。不同疾病引起的白帶異常其性狀各不相同；乳白色泡沫狀白帶異常伴有外陰部瘙癢者，多為陰道滴蟲感染所致；豆腐渣樣或凝乳狀白帶異常伴有外陰部奇癢者，多見於陰道真菌感染。白帶異常是女性常見的疾病，也是多發病，一定要引起女同胞們的重視。

## 特效穴位按摩

### ○按揉帶脈穴

【位置】在第 11 肋骨游離端直下，平肚臍水平處。

【按摩方法】被按摩者仰臥，按摩者先用食指或中指按順時針方向按揉帶脈穴 2 分鐘，再按逆時針方向按揉 2 分鐘，以感到酸脹並向周圍發散為佳。

【功效】治療月經不調、白帶過多、白帶氣味腐臭、疝氣、腰背無力、胸脇疼痛等。

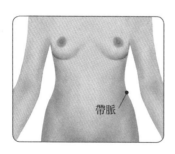

帶脈

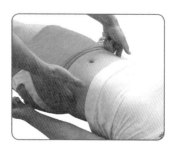

## ○按揉關元穴

【位置】把肚臍和恥骨聯合連線 5 等分，從肚臍往下 3/5 處。

【按摩方法】被按摩者仰臥，按摩者先用拇指按壓關元穴約 1 分鐘，然後按順時針方向按揉 1 分鐘，再按逆時針方向按揉 1 分鐘，以局部有酸脹感為宜。

【功效】治療白帶異常，月經來潮前的腹痛、腹脹等。

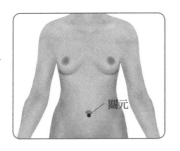
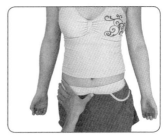

## ○按揉足三里穴

【位置】脛骨外側，在膝眼下方約 4 橫指寬處。

【按摩方法】被按摩者平躺或膝蓋稍屈曲，按摩者先用拇指按順時針方向按揉約 2 分鐘，再按逆時針方向按揉約 2 分鐘，以局部感到酸脹為佳。

【功效】治療月經紊亂、白帶異常、產後面色蒼白等。

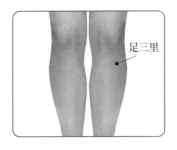
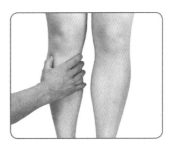

### ○按揉陰陵泉

【位置】膝蓋內下側，脛骨內側突起的下緣凹陷中。

【按摩方法】被按摩者平躺或取坐位，膝蓋稍屈曲，按摩者以拇指先按順時針方向按揉陰陵泉約 2 分鐘，再按逆時針方向按揉約 2 分鐘，以局部感到酸脹為佳。

【功效】治療白帶增多、顏面或全身水腫、皮膚黃染等。

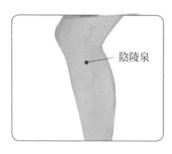
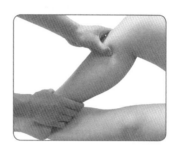

### ○按揉三陰交

【位置】小腿內側，內踝尖直上 4 橫指（3 寸），脛骨內側面後緣處。

【按摩方法】被按摩者仰臥，按摩者用拇指先按順時針方向按揉三陰交 2 分鐘，再按逆時針方向按揉 2 分鐘，以局部有酸脹感為佳。

【功效】治療痛經、經前緊張、月經不調、白帶異常等。

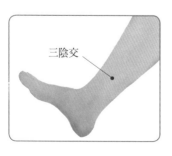
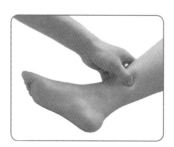

◆ 拍打經絡快速祛病

# 不孕症

生育年齡的夫妻同居 2 年以上，沒有採取任何避孕措施，愛人身體健康，生育功能正常，女方不能受孕者，叫做「女性不孕症」。

女子可能伴有月經不調、月經先後不定期、痛經、閉經等症狀。對於不孕症，丈夫的理解和關心對妻子來說是至關重要的。

### 特效穴位按摩

#### ○點按關元穴

【位置】從肚臍到恥骨上方畫一線，將此線 5 等分，從肚臍往下 3/5 處取穴。

【按摩方法】被按摩者仰臥，按摩者用拇指點按關元穴 1 分鐘，以局部有酸脹感為宜。

【功效】治療月經不調、痛經、閉經、遺精、陽痿、不孕症、低血壓、四肢不溫、神經衰弱、失眠症、遺尿、尿頻等。

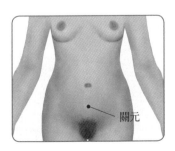
關元

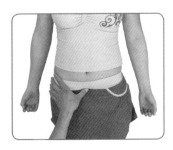

◦ 點揉曲骨穴

【位置】下腹部，恥骨聯合上緣凹陷處。

【按摩方法】被按摩者仰臥，按摩者先用拇指點按曲骨穴約 2 分鐘，然後按順時針方向揉按約 2 分鐘，以局部有酸脹感為佳。

【功效】治療性交疼痛、盆腔炎、宮頸炎、不孕症、遺尿、尿頻、尿急、尿痛等。

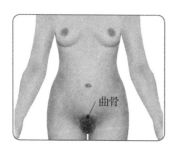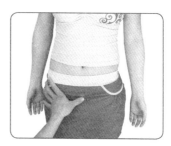

◦ 按揉歸來、子宮穴

【位置】把肚臍和恥骨聯合連線 5 等分，恥骨聯合上 1 等分處旁開 2 橫指寬處為歸來穴，4 橫指寬處為子宮穴。

【按摩方法】被按摩者仰臥，按摩者用兩手食指、中指按順時針、逆時針方向各按揉歸來和子宮穴 2 分鐘。

【功效】主治婦女不孕、月經不調等。

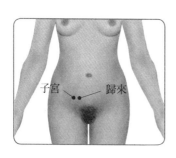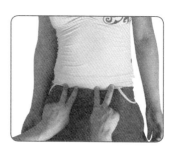

◆ 拍打經絡快速祛病

## ○按揉腎俞穴

【位置】第 2 腰椎棘突下旁開 2 橫指寬處，左右各一穴。

【按摩方法】被按摩者俯臥，按摩者先用兩手拇指按壓腎俞穴 1 分鐘，再按順時針方向按揉 1 分鐘，然後按逆時針方向按揉 1 分鐘，以局部感到酸脹為佳。

【功效】治療月經不調、不孕症、腰痠腿疼等。

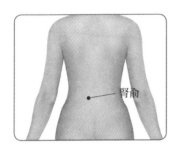
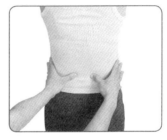

## ○按揉命門穴

【位置】腰部，第 2 腰椎棘突下緣的骨縫中。

【按摩方法】被按摩者俯臥，按摩者先用大拇指按順時針方向按揉命門穴 2 分鐘，再按逆時針方向按揉 2 分鐘。

【功效】治療月經不調、不孕症、腰痠腿軟、腰肌勞損、腰椎間盤突出症、棘間韌帶炎等。

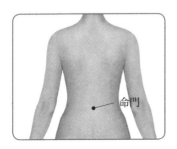
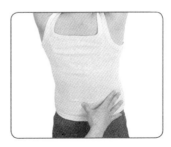

### ○按揉志室穴

【位置】第2腰椎棘突下旁開4橫指寬處，左右各一穴。

【按摩方法】被按摩者俯臥，按摩者先用兩手拇指重疊按壓志室穴1分鐘，再按順時針方向按揉1分鐘，然後按逆時針方向按揉1分鐘，以局部感到酸脹為佳，左右兩邊交替按摩。

【功效】治療不孕不育症、腰背痠痛、腰背部冷痛等。

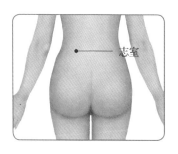 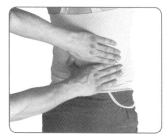

志室

### ○按揉足三里穴

【位置】脛骨外側，膝眼下方約4橫指寬處。

【按摩方法】被按摩者平躺或膝蓋稍屈曲，按摩者先用拇指按順時針方向按揉足三里約2分鐘，再按逆時針方向按揉約2分鐘，以局部感到酸脹為佳。

【功效】治療貧血、黃褐斑、不孕不育等。

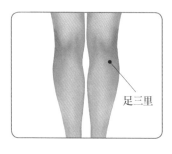 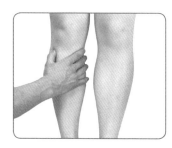

足三里

# 產後腰腹痛

產後腰腹痛指產婦分娩後出現的小腹和腰骶部疼痛，又叫做「兒枕痛」。其主要表現為分娩之後小腹或下腰部隱隱作痛，時痛時好，惡露不盡，嚴重的女性小腹疼痛劇烈，受涼後加重。雖然丈夫可以按壓命門等幾大穴位來緩解妻子產後腰腹痛，但畢竟這時妻子的身體十分虛弱，如果疼痛加劇就要馬上就醫。

## 特效穴位按摩

### ○橫擦八髎穴

【位置】在骶椎上髎，分為上髎、次髎、中髎和下髎，左右共 8 個穴位，分別在第 1、2、3、4 骶後孔中，合稱「八髎穴」。

【按摩方法】被按摩者取俯臥位，按摩者一手扶其腰部，另一手緊貼骶部兩側八髎穴處，手掌著力往返橫擦骶骨八髎穴處 2 分鐘。

【功效】清熱利濕，調經止痛，通利二便。治療腰骶部疼痛等。

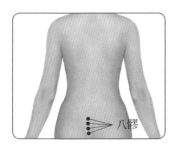

八髎

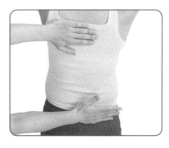

第 5 章 ◆ 夫妻按摩，告別難言之隱

225

### ○按揉命門穴

【位置】腰部，第 2 腰椎棘突下緣的凹陷中。

【按摩方法】被按摩者俯臥，按摩者先用大拇指按順時針方向按揉命門穴 2 分鐘，再按逆時針方向按揉 2 分鐘，以局部有酸脹感為佳。

【功效】強壯腰部肌肉，消除腰背部痠痛，溫暖腎陽等。

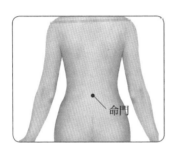
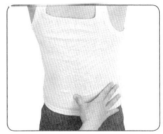

命門

### ○按揉氣海穴

【位置】肚臍直下 1.5 寸（約 2 橫指寬）。

【按摩方法】被按摩者仰臥，按摩者先用拇指或中指按順時針方向按揉氣海穴約 2 分鐘，再按逆時針方向按揉約 2 分鐘，或用艾條對準氣海穴燻到微微發熱、皮膚有紅暈為止。

【功效】治療產後腰痛、小腹疼痛、月經不調、痛經等。

◆ 拍打經絡快速祛病

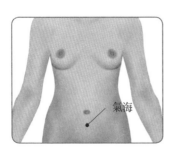
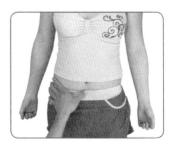

氣海

## ○按揉關元穴

【位置】把肚臍和恥骨聯合連線 5 等分，從肚臍往下 3/5 處。

【按摩方法】被按摩者仰臥，按摩者站於一側，用拇指點按關元穴約半分鐘，以局部有酸脹感為宜。

【功效】治療產後小腹隱痛、月經不調、痛經、閉經、神經衰弱、失眠症等。

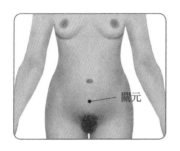
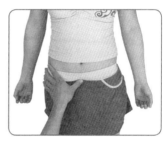

## ○按揉膈俞穴

【位置】第 7 胸椎棘突下旁開 2 橫指寬處，平肩胛小角。

【按摩方法】被按摩者取俯臥位，按摩者先用兩手拇指按順時針方向按揉兩側膈俞穴約 2 分鐘，再按逆時針方向按揉約 2 分鐘，以局部按壓有酸脹感為宜。

【功效】治療產後惡露不盡、產後腰腹疼痛、貧血等。

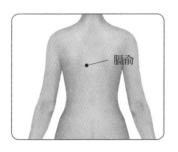
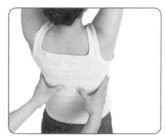

## ○按揉三陰交穴

【位置】小腿內側，內踝尖直上 4 橫指，骨後緣處。

【按摩方法】被按摩者仰臥，按摩者先用拇指按順時針方向按揉兩足三陰交各約 2 分鐘，再按逆時針方向按揉 2 分鐘。

【功效】治療月經不調、痛經、產後腰腹部隱痛、產後惡露異常、失眠等。

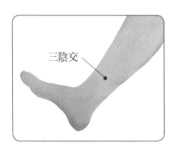
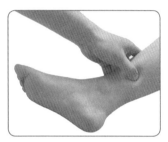

三陰交

**輔助穴位**

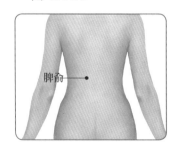
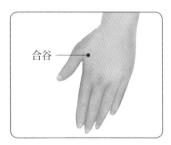

脾俞

合谷

**局部按摩**

### ○搓腰骶部

被按摩者俯臥，按摩者用掌根從上向下搓腰部正中和兩側肌肉，直到尾骨處，持續 5 分鐘，以發熱感向小腹發散為宜。

# 乳腺增生

乳腺增生是指婦女乳房出現形態、數量、大小不一的硬結腫塊，是一種良性的、非炎性的乳腺組織增生性疾病。乳腺增生是女性最常見的乳房疾病，其發病率占乳腺疾病的首位。據調查，有70%～80%的女性都有不同程度的乳腺增生，多見於25～45歲的女性。其主要症狀為一側或兩側乳房同時或相繼出現大小不等的類圓形硬的結節腫塊，觸摸的時候感覺到腫塊表面光滑，是可活動的。雖然乳腺增生屬於良性疾病，但惡變的可能性也很大，要引起夫妻雙方的共同重視。

### 特效穴位按摩

○指推膻中穴

【位置】在胸部正中線上，兩乳頭連線與胸骨中線的交點即是。

【按摩方法】被按摩者仰臥，按摩者站於一側，用拇指自下向上推膻中穴約2分鐘，以脹麻感向胸部放散為佳。

【功效】治療胸部疼痛、乳腺增生、乳房疼痛、缺乳症、心悸等。

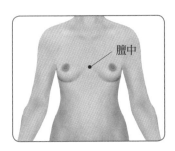
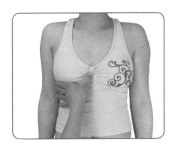

膻中

○按揉屋翳穴

【位置】乳頭直上第 2 肋間隙處。

【按摩方法】被按摩者仰臥，按摩者先用雙手食指按順時針方向按揉兩側屋翳穴約 2 分鐘，再按逆時針方向按揉約 2 分鐘，以有酸脹感為佳。

【功效】治療胸肋脹痛、乳房炎症、乳房脹痛、乳腺增生、咳嗽、氣喘、咳吐膿血等。

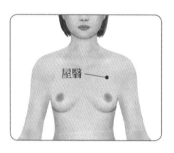
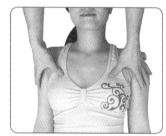

○按揉天谿穴

【位置】第 4 肋間隙，前正中線旁開約 6 寸。

【按摩方法】被按摩者仰臥，按摩者先用食指按順時針方向按揉兩側天谿穴約 2 分鐘，然後按逆時針方向按揉約 2 分鐘，以酸脹感向乳房放散為佳。

【功效】主治乳腺增生、乳房腫塊、胸脇滿痛等。

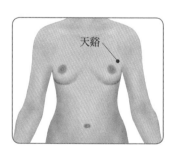
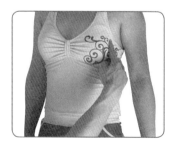

### ○點揉乳根穴

【位置】在乳頭直下，乳房根部，第5肋間隙。

【按摩方法】按摩者先用中指點按被按摩者乳根穴半分鐘，然後按順時針方向按揉乳根穴約1分鐘，再按逆時針方向按揉約1分鐘，以局部有酸脹感為宜。

【功效】治療乳腺增生、乳房脹痛、乳汁少、咳嗽等。

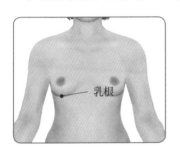

乳根

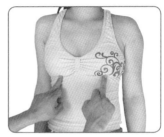

### ○點揉乳四穴

【位置】在乳頭為中心的垂直線、水平線上，分別距乳頭3橫指寬處，上下左右各有一穴。

【按摩方法】被按摩者仰臥，按摩者先用中指或食指按順時針方向點揉乳四穴，每穴約1分鐘，再按逆時針方向點揉約1分鐘。

【功效】治療乳房發育不良、乳腺增生、乳房平坦等。

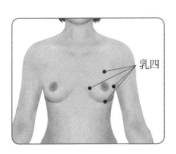

乳四

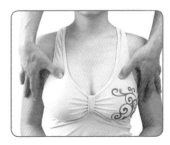

## ○點揉內關穴

【位置】手臂的內側中間，腕關節橫紋上約 3 橫指寬處。

【按摩方法】按摩者左手托住被按摩者手指，用拇指或食指點按內關穴約 1 分鐘，以酸脹感向腕部和手放散為佳。

【功效】治療胸悶、胸脇痛、嘔吐、呃逆、失眠、心煩、心悸、胃炎、偏頭痛等。

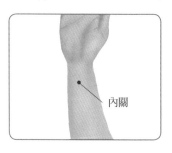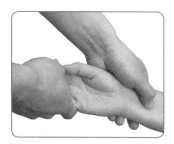

## 輔助穴位

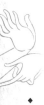

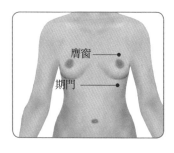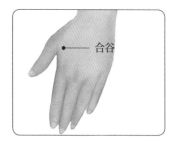

## 局部按摩

### ○梳理乳房

被按摩者仰臥或取坐位，按摩者雙手十指張開，沿乳腺管放射狀排列的方向，自外向內地滑動梳理對側乳房約 2 分鐘。

# 急性乳腺炎

急性乳腺炎是由細菌感染所致的急性乳房炎症，常在短期內形成膿腫，多由金葡球菌或鏈球菌沿淋巴管入侵所致。此病多見於產後 2～6 週哺乳婦女，尤其是初產婦。病菌一般從乳頭破口或皸裂處侵入，也可直接侵入引起感染。本病雖然有特效治療，但發病後乳腺組織破壞引起乳房變形，影響餵奶。因此，對本病的預防重於治療。在發病初期，可以對伴侶進行穴位按摩，但若化膿就必須馬上就醫。

## 特效穴位按摩

### ○指推膻中穴

【位置】在胸部正中線上，兩乳頭連線與胸骨中線的交點即是。

【按摩方法】被按摩者仰臥，按摩者站於一側，用拇指自下向上推膻中穴約 2 分鐘，以脹麻感向胸部放散為佳。

【功效】治療急性乳腺炎、乳腺增生、乳房疼痛、缺乳症、心悸、咳嗽等。

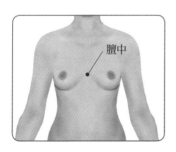

膻中

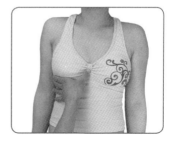

## ◯ 按揉大椎穴

【位置】第 7 頸椎下緣，鼓起最明顯的骨頭的下緣。

【按摩方法】被按摩者取坐位，低頭，按摩者站於其身後，用大拇指先按順時針方向按揉大椎穴約 2 分鐘，再按逆時針方向按揉約 2 分鐘，以局部感到酸脹為佳。

【功效】治療急性乳腺炎、乳腺增生、感冒等。

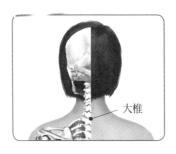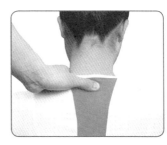

## ◯ 按揉肩井穴

【位置】後頸根部第 7 頸椎與肩峰之間的中點。

【按摩方法】被按摩者取坐位，按摩者先用雙手拇指按壓肩井穴約 1 分鐘，然後按揉約 2 分鐘，以局部感到酸脹為佳。

【功效】治療急性乳腺炎、乳房紅腫疼痛、頸椎活動受限、肩背部痠痛、肩周炎、肩膀疼痛、不能伸舉等。

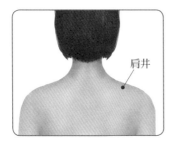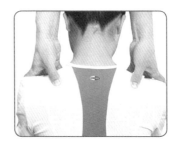

### ○按揉天宗穴

【位置】兩手食指、中指、無名指、小指搭在被按摩者肩膀上，拇指自然向下，拇指指端所指部位。

【按摩方法】被按摩者取坐位或俯臥，按摩者兩手拇指先按順時針方向輕輕按揉天宗穴 1 分鐘，再按逆時針方向按揉 1 分鐘。

【功效】治療急性乳腺炎、肩胛部疼痛等。

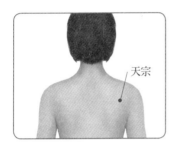
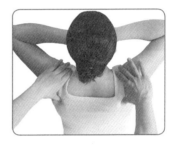

### ○點按魚際穴

【位置】掌心向上，在大魚際肌肉最豐厚處。

【按摩方法】按摩者用拇指點按被按摩者魚際穴 2 分鐘，以酸脹感向上竄為最佳效果。

【功效】治療急性乳腺炎、乳房腫脹疼痛、咳嗽、咯血、咽喉腫痛、發熱、扁桃體炎等。

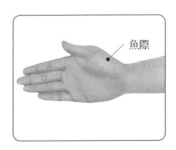
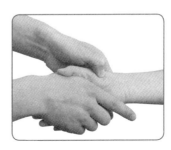

### ○掐揉合谷穴

【位置】手背部，拇指與食指的根部交接處，肌肉最高點。

【按摩方法】按摩者用一手握住被按摩者一手手掌，拇指指腹掐揉被按摩者合谷穴 30 下，兩手交替。

【功效】治療急性乳腺炎、鼻竇炎、頭痛、牙痛、青春痘、眼睛疲勞、喉嚨疼痛、耳鳴、面部神經麻痺等。

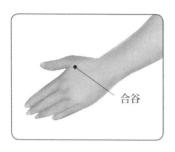
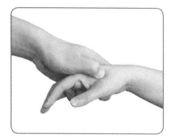

合谷

### 輔助穴位

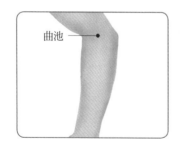

曲池

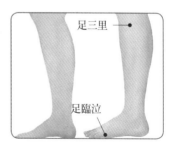

足三里

足臨泣

### 局部按摩

#### ○拍擊上肢

按摩者用一手掌自患側肩部逐漸拍至肘部，再由下向上拍，反覆操作 5 分鐘，至患側上臂皮膚輕度潮紅為止。

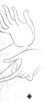

◆ 拍打經絡快速祛病

# 更年期綜合徵

女性 45～55 歲，卵巢功能逐漸衰退直至喪失，生殖器官開始萎縮，功能也逐漸衰退，在此期間表現出的一系列程度不同的雌激素分泌減少、自主神經功能紊亂的症候群統稱為更年期綜合徵。主要表現有：面部潮紅、汗出頭暈、心悸、血壓忽高忽低，伴有眩暈、記憶力減退、失眠、焦慮、抑鬱、易激動等症狀。

## 特效穴位按摩

### ○點揉四神聰穴

【位置】在頭頂部，兩耳尖連線的中點就是百會穴，百會穴前、後、左、右各 1 寸處，共 4 個穴位，統稱四神聰。

【按摩方法】被按摩者取坐位，按摩者用雙手的食指和中指分別對準四神聰的 4 個穴位，持續點揉 1 分鐘，以局部有酸脹感為佳。

【功效】治療神經衰弱、失眠不寐、眩暈、健忘、耳鳴、耳聾等。

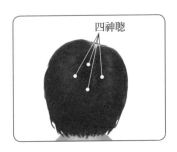

四神聰

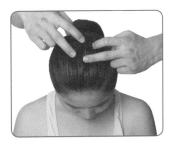

◎點揉百會穴

【位置】兩耳尖連線與前後正中線交點。

【按摩方法】被按摩者取坐位，按摩者在其後面，用拇指按壓百會穴半分鐘，先按順時針方向按揉 1 分鐘，再按逆時針方向按揉 1 分鐘，以酸脹感向頭部四周放散為佳。

【功效】治療更年期健忘、耳鳴、失眠、痔瘡、泄瀉等。

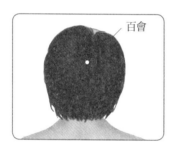
百會

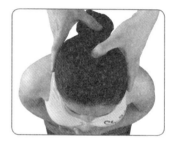

## 局部按摩

◎調補神闕

被按摩者取仰臥位，按摩者將手掌放於被按摩者臍上，做逆時針和順時針方向的交替揉動，逆多順少為調補，持續操作約 5 分鐘。注意力度要柔和。

◎捏脊

被按摩者取俯臥位，按摩者兩手三指中節橈側橫抵於皮膚，拇指置於三指下方，於骶尾部長強處用兩手捏拿肌膚，循脊椎漸移至大椎穴，反覆操作 4～7 遍。

# 遺　精

遺精是指不因性交而精液自行洩出的病症，有生理性與病理性的不同。中醫將精液自遺現象稱為遺精或失精。有夢而遺者名為「夢遺」，無夢而遺，甚至清醒時精液自行滑出者為「滑精」。其主要症狀為每週遺精 2 次以上，甚至一夜幾次。有些人伴有陽事易舉，但過早射精。遺精並不只出現在青春期，結婚以後也會有遺精的情況發生，每月 1～2 次遺精屬於正常現象，如果過多就要引起夫妻雙方的重視。

## 特效穴位按摩

### ○點按關元穴

【位置】從肚臍到恥骨上方畫一線，將此線 5 等分，從肚臍往下 3/5 處為此穴。

【按摩方法】被按摩者仰臥，按摩者站於一旁，用拇指點按關元穴 1 分鐘，以局部有酸脹感為宜。

【功效】治療遺精、陽痿、低血壓、四肢不溫、神經衰弱、失眠症、遺尿、尿頻、月經不調、痛經等。

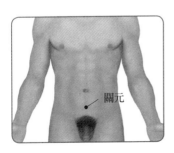
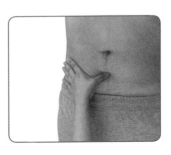

關元

◎按揉三陰交穴

【位置】內踝尖直上4橫指,腓骨內側面後緣處。

【按摩方法】被按摩者仰臥,按摩者用拇指先按順時針方向按揉三陰交2分鐘,再按逆時針方向按揉2分鐘,以局部有酸脹感為佳。

【功效】治療失眠、心悸、心慌、高血壓、月經不調、痛經、陽痿、遺精等。

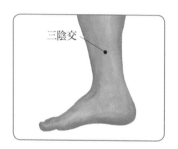
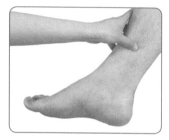

◎按揉腎俞穴

【位置】第2腰椎棘突下旁開2橫指寬處,左右各一穴。

【按摩方法】被按摩者俯臥,按摩者先用兩手拇指按壓腎俞穴1分鐘,再按順時針方向按揉1分鐘,然後按逆時針方向按揉1分鐘,以局部感到酸脹為佳。

【功效】治療陽痿、遺精、早洩等。

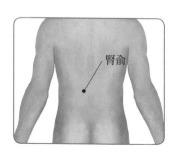
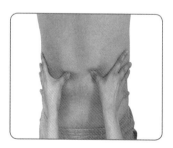

## ○按揉心俞穴

【位置】肩胛骨內側，第 5 胸椎棘突下旁開 2 橫指寬處。

【按摩方法】被按摩者俯臥，按摩者站於一旁，雙手拇指先按順時針方向按揉心俞穴 2 分鐘，再按逆時針方向按揉 2 分鐘，以局部感覺酸脹、發熱為佳。

【功效】治療夢遺、失眠、健忘、盜汗、癲癇等。

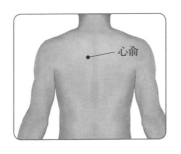
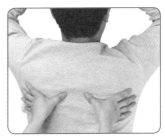

## ○按揉命門穴

【位置】腰部，第 2 腰椎棘突下緣的凹陷中。

【按摩方法】被按摩者俯臥，按摩者用大拇指先按順時針方向按揉命門穴 2 分鐘，再按逆時針方向按揉 2 分鐘，以局部有酸脹感為佳。

【功效】治療陽痿、滑精、早洩、小腹冷痛等。

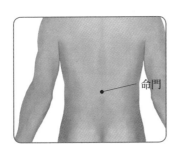
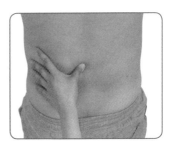

○點揉神門穴

【位置】掌心向上，前臂靠小指側的腕橫紋上。

【按摩方法】按摩者用左手拇指點按被按摩者右手神門穴約 1 分鐘，左右手交替進行，以局部有酸脹感為佳。

【功效】治療失眠、多夢、神經衰弱、心慌、精神分裂症、夢遺等。

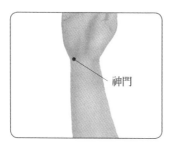

神門

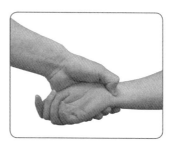

**小叮嚀**

在遺精者食療之芡實核桃蓮子粥：芡實研粉 50 克，核桃仁（上鍋文火炒焦研粉）30 克，蓮子肉 30 克（先用溫水浸泡 20 分鐘），大紅棗 10 枚（生去核）。先用涼開水將芡實粉、核桃仁粉打糊，將蓮子肉、紅棗煮熟，將粉糊放入滾開湯水中，離火，待溫後加入少量糖服用。此品有補脾益腎、固精止遺的作用，能很好地治療遺精。

遺精者生活中的注意事項：

❶ 注意精神調養，避免色情刺激。

❷ 避免過度緊張，豐富文體生活，加強體質鍛鍊。

❸ 節制性慾，戒除手淫。

# 陽痿、早洩

早洩是男性性功能障礙的表現之一，長期的早洩則易導致陽痿。陽痿是指陰莖勃起功能障礙，房事困難。陽痿主要表現為性生活時陰莖不能勃起。早洩主要表現為陰莖在接觸女性生殖器而未插入陰道前就發生射精或射精過早、過快。當男性發生陽痿、早洩時，會產生自卑感，這時伴侶的理解和寬慰非常重要。

## 特效穴位按摩

### ○按揉八髎穴

【位置】骶椎 4 等分，分別為上髎、次髎、中髎和下髎，左右共 8 個穴位，分別在第 1、2、3、4 骶後孔中，合稱「八髎穴」。

【按摩方法】被按摩者俯臥，按摩者用拇指點按八髎穴 10 秒鐘，然後用手掌根緊貼一側八髎穴處，自上而下按揉至尾骨兩旁約 1 分鐘。

【功效】治療腰骶部疼痛、腰骶部韌帶扭傷、腰肌勞損、早洩等。

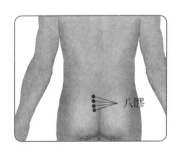
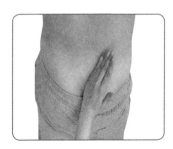

八髎

## ○按揉命門穴

【位置】腰部，第 2 腰椎棘突下緣的凹陷中。

【按摩方法】被按摩者俯臥，按摩者用大拇指先按順時針方向按揉命門穴 2 分鐘，再按逆時針方向按揉 2 分鐘，以局部有酸脹感並向周圍發散為佳。

【功效】治療陽痿、滑精、早洩、小腹冷痛等。

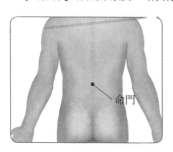
命門
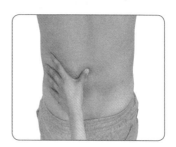

## ○點按關元穴

【位置】從肚臍到恥骨上方畫一線，將此線 5 等分，從肚臍往下 3/5 處取穴。

【按摩方法】被按摩者仰臥，按摩者站於一旁，用拇指點按關元穴 1 分鐘，以局部有酸脹感為宜。

【功效】治療遺精、陽痿、早洩、遺尿、尿頻等。

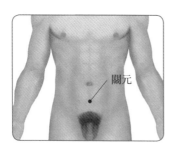
關元
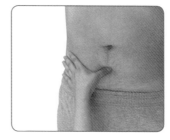

### ○按揉腎俞穴

【位置】第 2 腰椎棘突下旁開 2 橫指寬處，左右各一穴。

【按摩方法】被按摩者俯臥，按摩者先用兩手拇指按壓腎俞穴 1 分鐘，再按順時針方向按揉 1 分鐘，然後按逆時針方向按揉 1 分鐘，以局部感到酸脹為佳。

【功效】治療陽痿、遺精、早洩等。

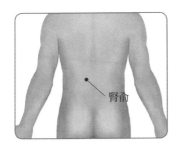
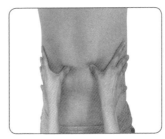

腎俞

### ○按揉三陰交穴

【位置】內踝尖直上 4 橫指，腓骨內側面後緣處。

【按摩方法】被按摩者仰臥，按摩者用拇指先按順時針方向按揉三陰交 2 分鐘，再按逆時針方向按揉 2 分鐘，以局部有酸脹感為佳。

【功效】治療失眠、心悸、心慌、高血壓、月經不調、痛經、陽痿、遺精等。

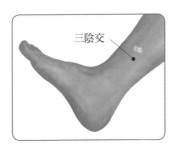
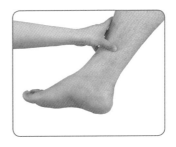

三陰交

## 輔助穴位

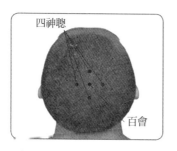

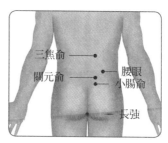

## 局部按摩

### ○揉腹部

被按摩者仰臥，按摩者用一手掌按揉小腹 2 分鐘。再按揉陰莖根部上方的凹陷及陰莖根部兩側，用力逐漸加重，用力向尾骨方向按揉 3 分鐘。

### ○提拉陰莖

被按摩者仰臥，按摩者用雙手食指、中指扶住陰莖，相對用力輕輕搓移，由根部向陰莖頭移動，再捏住陰莖頭向上提拉幾下，用力不宜重，然後再搓、再提拉，反覆做 5 次。

### ○壓陰囊

被按摩者仰臥，按摩者雙手掌將陰囊夾住，相對合掌輕按壓，力量先輕柔，逐漸緩緩加至稍重的程度，以出現脹痛感而對方能忍受為度，每次 50 下。然後用中指指腹點按會陰穴，做震顫 1 分鐘以上。

拍打經絡快速祛病

# 慢性前列腺炎

慢性前列腺炎是男性泌尿生殖系統常見病，也是一種發病率非常高（4%～25%）且讓人十分困惑的疾病，接近50%的男性在其一生中的某個時刻將會遭遇到前列腺炎症狀的影響。由於其病因、病理改變，臨床症狀複雜多樣，並對男性的性功能和生育功能有一定影響，所以嚴重地影響了患者的生活品質。慢性前列腺炎多發於青壯年，以男性出現尿頻、尿急、尿痛或小便淋滴不盡，尿道口有時可見白色分泌物等為主要症狀。由於藥物不能向前列腺內滲透，所以治療的困難很大，但透過穴位按摩卻能有效地治療慢性前列腺炎。

## 特效穴位按摩

### ○點揉大敦穴

【位置】位於足大趾外側端，趾甲角根部。

【按摩方法】被按摩者仰臥，按摩者用拇指指甲掐按大敦穴3分鐘。

【功效】主治慢性前列腺炎、陰疝、陰部腫痛、閉經、崩漏等。

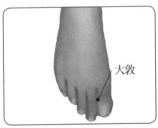

大敦

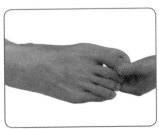

○揉曲泉穴

【位置】屈膝時膝內側的橫紋端。

【按摩方法】被按摩者仰臥屈膝，按摩者用拇指按揉曲泉穴 3 分鐘。

【功效】主治泌尿生殖系統疾病，如陽痿、遺精、慢性前列腺炎等。

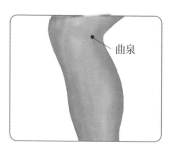
曲泉

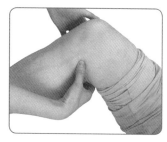

○按揉關元穴

【位置】從肚臍到恥骨上方畫一線，將此線 5 等分，從肚臍往下 3/5 處。

【按摩方法】被按摩者仰臥，按摩者站於一側，先按順時針方向按揉關元穴 2 分鐘，再按逆時針方向按揉 2 分鐘。

【功效】治療慢性前列腺炎、小便淋漓不盡等。

◆ 拍打經絡快速袪病

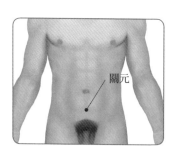
關元

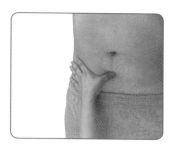

### ○按揉腎俞穴

【位置】第 2 腰椎棘突下旁開 2 橫指寬處，左右各一穴。

【按摩方法】被按摩者俯臥，按摩者先用兩手拇指按壓腎俞穴 1 分鐘，再按順時針方向按揉 1 分鐘，然後按逆時針方向按揉 1 分鐘，以局部感到酸脹為佳。

【功效】治療慢性前列腺炎、陽痿、早洩、小便不利等。

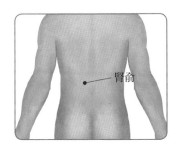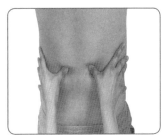

### ○按揉三陰交穴

【位置】小腿內側，內踝尖直上 4 橫指，骨後緣處。

【按摩方法】被按摩者仰臥，按摩者用拇指先按順時針方向按揉三陰交 2 分鐘，再按逆時針方向按揉 2 分鐘，以局部有酸脹感為佳。

【功效】治療失眠、心悸、心慌、高血壓、月經不調、痛經、陽痿、遺精、前列腺炎、小便不利等。

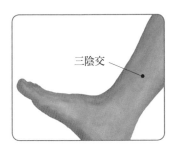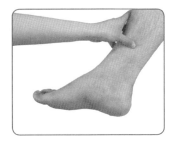

○搓湧泉穴

【位置】將腳底弓起，腳掌前中 1/3 凹陷處。

【按摩方法】被按摩者仰臥，按摩者雙手握腳，用兩大拇指從足跟向足尖搓湧泉穴約 1 分鐘，然後按揉約 1 分鐘。

【功效】治療慢性前列腺炎，女性閉經、痛經、不孕，發熱，鼻子不適，過敏，腹瀉等。

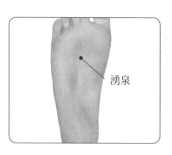
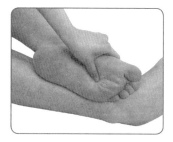

## 輔助穴位

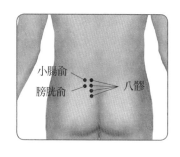
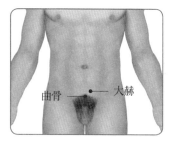

# 性冷淡

性冷淡又叫做「性慾減退」，是指生育年齡夫婦婚後居住在一起，男性或女性3個月以上無主動性要求，或者對其配偶的性愛行為反應遲鈍、淡漠，甚至逐漸產生厭倦或拒絕性生活的情況。

引起性冷淡的原因主要是精神心理因素，透過夫妻相互按摩可以很好地增進夫妻感情，治療因精神心理因素造成的性冷淡，增強性激情。

**特效穴位按摩**

**男性性冷淡按摩主穴**

**○揉擦八髎穴**

【位置】骶椎4等分，分別為上髎、次髎、中髎和下髎，左右共8個穴位，分別在第1、2、3、4骶後孔中，合稱「八髎穴」。

【按摩方法】被按摩者俯臥，按摩者用拇指點按八髎穴各約10秒鐘，然後用手掌根緊貼骶部一側八穴處，自上而下揉擦至尾骨兩旁約1分鐘，兩邊交替進行。

【功效】治療性冷淡、陽痿、遺精、小便不利、腰骶部疼痛等。

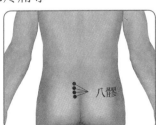
八髎

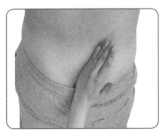

## ○點揉曲骨穴

【位置】下腹部，在恥骨聯合上緣凹陷處。

【按摩方法】被按摩者仰臥，按摩者先用拇指點按曲骨穴約 2 分鐘，再按順時針方向揉按約 2 分鐘，以局部有酸脹感為佳。

【功效】治療陰莖持續勃起或陽痿、性慾淡漠、遺精、早洩或不能射精，前列腺炎、遺尿等。

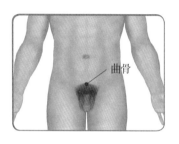
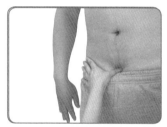

曲骨

## ○按揉腎俞穴

【位置】第 2 腰椎棘突下旁開 2 橫指寬處，左右各一穴。

【按摩方法】被按摩者俯臥，按摩者先用兩手拇指按壓腎俞穴 1 分鐘，再按順時針方向按揉 1 分鐘，然後按逆時針方向按揉 1 分鐘，以局部感到酸脹為佳。

【功效】治療性慾淡漠、遺精、早洩、腰痠腿疼、下肢腫脹、陽痿、女子月經不調等。

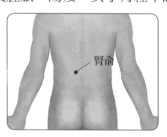
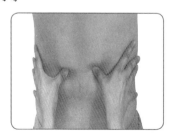

腎俞

拍打經絡快速祛病

## ○按揉命門穴

【位置】腰部，第 2 腰椎棘突下緣的凹陷中。

【按摩方法】被按摩者俯臥，按摩者用大拇指先按順時針方向按揉 2 分鐘，再按逆時針方向按揉 2 分鐘。

【功效】治療性慾淡漠、陽痿、滑精、早洩、月經不調、小腹冷痛等。

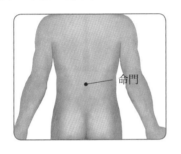
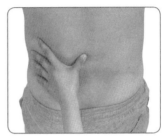

## ○點按關元穴

【位置】從肚臍到恥骨上方畫一線，將此線 5 等分，從肚臍往下 3/5 處為此穴。

【按摩方法】被按摩者仰臥，按摩者用拇指點按關元穴 1 分鐘，以局部有酸脹感為宜。

【功效】治療性冷淡、遺尿、尿頻、女性月經不調等。

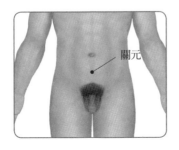
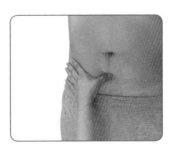

### 女性性冷淡按摩主穴

#### ○揉中極穴

【位置】肚臍和恥骨聯合連線 5 等分，恥骨聯合上 1 等分處。

【按摩方法】被按摩者仰臥，按摩者先用拇指或中指按壓中極穴約 1 分鐘，再按順時針、逆時針方向各按揉 1 分鐘。

【功效】治療性慾亢進或減弱、帶下病、閉經等。

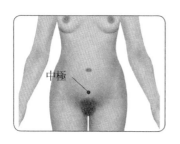
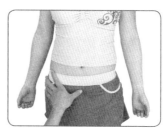

#### ○點按關元穴

【位置】從肚臍到恥骨上方畫一線，將此線 5 等分，從肚臍往下 3/5 處取穴。

【按摩方法】被按摩者仰臥，按摩者站於一旁，用拇指或中指點按關元穴 1 分鐘，以局部有酸脹感為宜。

【功效】治療低血壓、四肢不溫、神經衰弱、失眠症等。

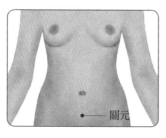
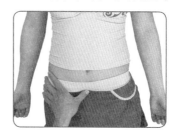

◆ 拍打經絡快速袪病

○按揉歸來、子宮穴

【位置】把肚臍和恥骨聯合連線 5 等分，恥骨聯合上
1 等分處旁開 2 橫指寬處為歸來穴，4 橫指寬處為子宮穴。

【按摩方法】被按摩者仰臥，按摩者用兩手食指、中
指按順時針、逆時針方向各按揉歸來和子宮穴 2 分鐘。

【功效】主治婦女不孕、月經不調等。

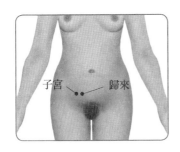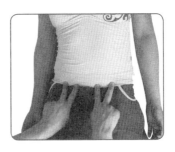

○點按會陽穴

【位置】在尾骨端旁開 1 小指寬處。

【按摩方法】被按摩者俯臥，雙腿分開，按摩者用拇
指輕輕點按會陽穴約 2 分鐘，以有酸脹感能忍受為宜。

【功效】治療痔瘡、肛門熱痛、前列腺增生、遺精、
遺尿、陰痛、陰癢、陰部潮濕多汗、脫肛、陰挺、月經不
調等。

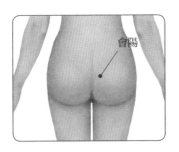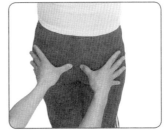

國家圖書館出版品預行編目資料

拍打經絡快速祛病／孫呈祥主編
——初版，——臺北市，品冠文化，2016 [民 105.09.]
面；21公分—（健康絕招：1）
ISBN 978-986-5734-51-0（平裝）
1.穴位療法 2.經絡療法
413.915 105011910

# 拍打經絡快速祛病

主　　編／孫呈祥
責任編輯／張東黎
發 行 人／蔡孟甫
出 版 者／品冠文化出版社
社　　址／臺北市北投區（石牌）致遠一路 2 段 12 巷 1 號
電　　話／（02）28233123，28236031，28236033
傳　　真／（02）28272069
郵政劃撥／19346241
網　　址／www.dah-jaan.com.tw
E-mail／service@dah-jann.com.tw
登 記 證／北市建一字第227242號
承 印 者／傳興印刷有限公司
裝　　訂／眾友企業公司
排 版 者／菩薩蠻數位文化有限公司
授 權 者／山西科學技術出版社
初版 1 刷／2016 年（民 105 年）9 月

定價／240元

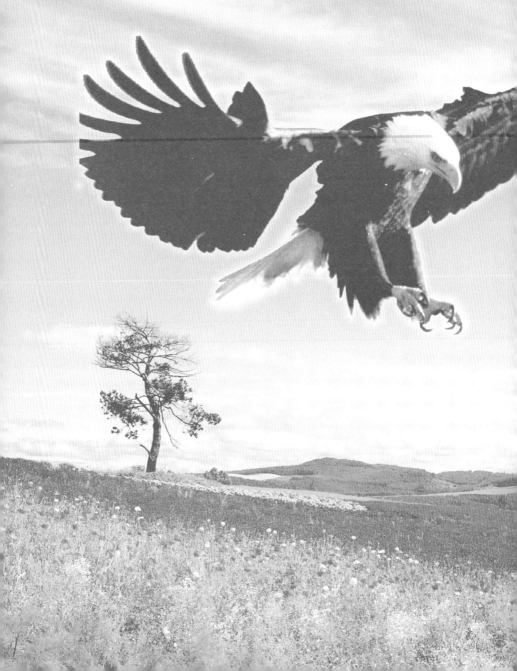